——妇幼保健机构等级评审系列丛书

U0318568

妇幼保健机构等级评审
应急预案汇编

主　编　　盛小奇　　龚跃平　　周绍明
　　　　　王　华　　陈湘华
副主编　　蒋文君　　梁松岳　　曾淑贤　　陈棱丽
编　委　（按姓氏音序排列）
　　　　　陈　兰　　陈　薇　　杜其云　　方俊群
　　　　　冯　倩　　何　姣　　胡丽君　　蒋望雁
　　　　　李　博　　梁昌标　　柳柏杨　　吴良建
　　　　　向　华　　谢冬华　　熊黎黎　　张　璞
　　　　　邹柯涵

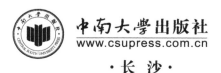

中南大学出版社
www.csupress.com.cn
·长沙·

图书在版编目（CIP）数据

妇幼保健机构等级评审应急预案汇编／盛小奇等主编. —长沙：中南大学出版社，2020.6
ISBN 978 – 7 – 5487 – 3914 – 2

Ⅰ.①妇… Ⅱ.①盛… Ⅲ.①妇幼保健－医药卫生组织机构－评定－中国 Ⅳ.①R197.322 –34

中国版本图书馆 CIP 数据核字（2020）第 006090 号

妇幼保健机构等级评审应急预案汇编
FUYOU BAOJIAN JIGOU DENGJI PINGSHEN YINGJI YUAN HUIBIAN

主编 盛小奇 龚跃平 周绍明 王 华 陈湘华

□责任编辑 陈海波 王雁芳
□责任印制 易红卫
□出版发行 中南大学出版社
 社址：长沙市麓山南路 邮编：410083
 发行科电话：0731 – 88876770 传真：0731 – 88710482
□印 装 长沙雅鑫印务有限公司

□开 本 787 mm×1092 mm 1/16 □印张 13 □字数 323 千字
□版 次 2020 年 6 月第 1 版 □2020 年 6 月第 1 次印刷
□书 号 ISBN 978 – 7 – 5487 – 3914 – 2
□定 价 88.00 元

前　言

　　应急预案是指出现各类突发意外事件(情况)时,医院及相关部门应对突发事件所采取的应急行动(措施)方案。做好预防和处置各类突发事件的思想准备、组织准备、物质和人员技术准备,建立健全预警体系和应急机制,对于提高预防和处置突发事件的能力,预防和减少各类突发事件造成的损失,保障人民群众的生命财产安全,维护医院的安全和社会稳定,促进全面、协调、可持续发展,具有十分重要的意义。

　　为提高医院职工处置各种突发事件的水平和能力,熟悉和掌握处置的工作程序,在事件发生时能快速果断处置,把危害降到最低程度,编者组织医院管理专家梳理、撰写各类应急预案,汇编成书。

　　《妇幼保健机构等级评审应急预案汇编》是妇幼保健院应急体系总纲,是指导、预防和处置各类突发事件的规范性书籍,本书中明确了妇幼保健院应急管理工作的指导思想、组织体系、应急处置程序、善后措施,以确保应对突发事件能及时、高效、有序和有效进行。

盛小奇

2019 年 6 月

目 录

>>>

第一章　妇幼保健机构应急预案总则

一、编制目的

为确保保健院工作正常运行，保障人民群众生命财产安全，增强全院职工应急意识，提高应急能力，规范保健院对各类突发事件的应急措施和处理流程，最大限度地预防和减少灾害及突发事件造成的损害，特制定本预案。

二、编制依据

根据《中华人民共和国消防法》《生产经营单位生产安全事故应急预案编制导则》《突发公共卫生事件应急条例》《医疗事故处理条例》及《中华人民共和国传染病防治法》等，制定本预案。

三、适用范围

本预案指导全院的安全事故、灾害及突发事件的预防、应急抢救及现场处置工作。

四、应急工作原则

遵循预防在先、保护群众生命财产安全、高效管理、统一指挥、责任到人、单位自救和社会救援相结合的原则。

五、应急组织体系

1. 应急领导小组

妇幼保健院突发事件应急领导小组是院内应对安全事故、灾害及突发事件的最高领导机构。负责院内各种安全事故、灾害及突发事件应对的组织、领导工作。

组长：院长、党委书记

副组长：业务副院长（常务副组长）、党委副书记、纪检书记、副院长、工会主席

组员：职能部门主任、急诊科主任、麻醉科主任、各临床科室主任

2. 应急领导小组职能部门职责

（1）应急办（电话：_____）负责突发事件发生时接受报告、组织现场处理、信息报送、组织联络应急状态下各职能科室的沟通协调、评估与总结。

（2）保卫科（电话：_____）负责应急准备、现场处置、警戒控制及其他维稳工作，非上班时间由总值班室负责联络（电话：_____）。

（3）医务部、医疗安全科（电话：_____）负责医疗事件的组织协调应急工作。

（4）接到应急事件报告的科室和个人为第一责任科室和个人，负责向应急办和应急领导小组报告，不得延误。

3. 应急专家组

（1）医疗应急专家组：

组长：业务副院长

副组长：医务部主任

组员：医务部副主任、院感科主任、质控科主任、护理部主任、各临床医技科室负责人

（2）综合类应急专家组：

组长：分管后勤副院长

副组长：院办主任

组员：保卫科主任、后勤保障部主任、信息中心主任、采购部主任、物资设备部主任、宣传办主任、法制办主任

4. 应急救援抢救组

组长：医务部主任

副组长：急诊科主任

组员：

一组：质控科主任、乳腺科主任、麻醉科副主任、妇科主任、新生儿一科主任、内科主任、麻醉科护士长、儿科护士长

二组：麻醉科主任、乳腺科副主任、产科主任、新生儿二科主任、内科副主任、ICU护士长、新生儿科护士长

六、信息报告

（1）应急办保证24小时通信通畅。

（2）应急事件发生时，现场有关人员迅速报告应急办，特别重大事故直接向保健院应急指挥部指挥长及相关科室负责人报告，同时向上级主管单位报告。

（3）信息上报内容：发生事件的时间地点、概况、现场情况、简要经过、已经造成的伤亡人数和已经采取的措施。

七、应急事件预防及处置

（1）加大安全宣传力度、引导保健院职工及就医人员遵守保健院安全规定，随时发现和

处置不安全因素。

（2）完善预测预警机制，严格遵守和执行各项工作安全操作规程，有专人负责检查，做到早发现、早报告、早处理，杜绝安全事故发生。

（3）定期进行各类应急演练，确保应急流程人人知晓。

（4）应急处置：突发事件发生或接到突发事件预警后，保健院应立即启动本预案，划定警戒区域，由保卫人员负责现场警戒；采取有效措施，妥善处理现场，疏散、安抚人员，防止事态扩大；按规定程序进行上报，在应急指挥部的统一领导下迅速开展应急处置工作。

八、善后处置

1. 善后处理，防疫消毒

应急处置工作结束，要积极稳妥、深入细致地做好善后处置工作。对灾害及突发公共卫生事件中的伤亡人员、应急处置工作人员，以及紧急调集、征用有关科室及个人的物资，要按照规定给予抚恤、补助或补偿和精神抚慰。医院感染管理科（院感科）协同相关科室要做好防疫和环境消毒工作。

2. 调查与评估

要对安全事故、灾害及突发公共卫生事件的起因、性质、影响、责任、经验教训和恢复重建等问题进行总结和细致调查，提出整改措施，确保落实到位。

九、应急预案管理

各类应急预案将根据实际情况而变化，如国家法律、法规的变化；应急领导小组组员根据保健院人事调整的变化及时补充、完善和修订本预案。

本预案自发布之日起实施。

附件1：妇幼保健院应急工作制度与岗位职责

为认真贯彻落实《突发公共卫生事件应急条例》(中华人民共和国国务院令第376号)文件精神，充分发挥应急管理机构的职能作用，完善工作机制，创新工作方式，更加规范、有序、高效地开展应急管理各项工作，提高预防和处置突发事件的能力和水平，根据《中华人民共和国突发事件应对法》，结合保健院实际情况，制定如下工作制度。

一、应急预案管理制度

1. 应急预案编制

编制应急预案应包括以下基本内容：

（1）总则：编制目的、编制依据、适用范围和工作原则等。

（2）应急组织指挥体系与职责：领导机构、专家组等。

（3）应急处置：应急预案启动条件、信息报告、先期处置、分级响应、指挥与协调、信息发布、应急终止等。

（4）后期处置：善后处置、调查与评估、恢复重建等。

（5）应急保障：人力资源保障、财力保障、物资保障、医疗卫生保障、后勤保障、治安维护、通信保障、科技支撑等。

（6）监督管理：应急预案演练、宣教培训、责任与奖惩。

2. 应急预案修订完善

针对应急管理工作中情况的变化和应急预案实施过程中发现的问题，对生效期间的应急预案，认为有必要根据实际情况进行修改、修订和完善的应急预案按规定及时报备。

3. 应急预案培训

将各类应急预案有关内容列入每年应急知识宣教培训计划，以涉及公众生命安全保障的部分为重点开展宣传培训，增强公众的安全意识，提高公众自救互救能力。

4. 应急预案演练

建立健全应急预案演练制度，原则上每年组织2次应急预案演练。

二、应答及信息传递制度

（1）建立与突发公共卫生事件应急救援指挥部有效的联系通道，保证在突发公共卫生事件处理过程中，上传、下达的信息畅通和准确。

（2）发生突发公共卫生事件，首次接到卫生健康行政主管部门或当地突发公共卫生事件应急救援指挥部（应急办）指令的院办、医务部或医院行政总值班（夜间），应问清"事件"发生和发展的一般情况（时间、地点、事故单位、事故类别、事故原因）及伤情或毒物种类，危害波及范围和程度，下达给医院的具体救援任务及各项要求，认真做好电话记录，立即向保健院应急医疗救治领导小组组长报告。

（3）接到报告，医院领导小组组长立即通过日常办事机构（应急办）向所有领导小组组员发出指令，迅速到指定地点集合；根据指令要求，启动保健院应急救援预案；组织、部署、指导、协调医院突发公共卫生事件的救治工作。

（4）医院领导小组各组员在接受任务后，按各自职责和预案的要求迅速开展工作，并将各自获得的信息及时反馈给领导小组组长；组长综合所有信息后再向当地突发公共卫生事件应急救援指挥部报告保健院的准备情况和能承受的最大急救能力，包括床位预留、技术力量、特殊药品和设备等，以供其统筹决策。

（5）应急办应根据应急预案，立即布置应急医疗救治工作。抢救（救治）组组员接到指令后立即赶往指定地点，按预案要求进行各项准备工作并开展工作。

（6）医院对参加院内应急救援网络的所有组员建立有效、畅通的通信联络并宣布相关纪律。

（7）有现场救援任务时，应保证救援小组人员落实，及时掌握所有"一线"及"替补"队员的通信信息，随时能"拉得出、用得上"；装备、物品的数量和质量符合应急救援"清单"的要求；平时药品和器械必须定期检查，常换常新，保证在有效期范围内；急救车辆由应急办控制，保持常备不懈，车况良好，不得随意挪作他用。

（8）在医院附近突发群体急性创伤或中毒（或疑似）等事件，在批量患者涌入后的2小时内向上级卫生健康行政主管部门或当地突发公共卫生事件应急救援指挥部报告，并在先期应急处理过程中，及时上报有关情况（报告内容主要包括事故发生的时间、地点、事故单位、事故原因、事故性质、危害可能波及范围和程度、已收治人数、入院者的症状与体征、事件发展趋势和先期处理的情况等）。

（9）在应急处理过程中，随时接受卫生健康行政主管部门和当地卫生应急救援指挥部的指令；接受专家组关于诊断的意见、救治的方案、出院的标准和出院的时限等指导。

三、请示报告制度

（1）日常工作中接诊群体性患者或连续多个相似病症的患者后，应立即向医院总值班报告和请示。

（2）医院总值班在做出应急响应的同时，应分别向院领导报告和请示。

（3）院领导小组在做出应急响应时，应向卫生健康行政部门报告。

四、信息发布制度

（1）突发公共卫生事件发生后要按照信息发布的有关规定和基本要求，由权威机构发布疫情及相关信息。

（2）由应急救援领导小组指定专人负责非法定机构职责的与医疗救治相关的新闻发布工作。发布前应向卫生健康行政主管部门报告。

（3）其他任何科室、个人不能向外发布相关信息。

（4）信息发布要及时、准确和全面。

五、培训、演练制度

（1）从事应急医疗救援管理和急诊、传染、感染、呼吸、创伤、麻醉、院内感染、检验、药剂科等相关专业的临床、医技人员及后勤保障人员必须参加应急救治培训与演练。

（2）急救医生主要培训内容：突发公共卫生事件相关的法律、法规、政策、条例、应急预案；各项急救技术、各种急救设备及器材的使用、院前急救、心肺复苏（cardiopulmonary resuscitation，CPR）、常见急症抢救、外科急症抢救、急性中毒抢救、传染病防治、院内感染等。

（3）急救医疗护理人员除培训突发公共卫生事件的相关法律、法规、政策、条例、应急预案外，主要培训常用急救技术、常规护理技术、常用急救设备的使用、护理新技术及新项目等。

（4）应急领导小组及其办公室等卫生应急管理人员，通过培训熟练掌握与运用突发公共卫生事件的相关法律、法规、政策、条例、预案，同时要学习掌握办公自动化、指挥系统应用、通信知识、外语、普通话、各种急症知识及其自救、急救要点、社会学和心理学等。

（5）全院工作人员要学习掌握急救和重点传染病防治基本知识。

（6）培训应按每年的培训计划进行安排，做到时间、内容、授课人、培训对象四落实。培训结束后组织考试，并与有关奖惩和晋级挂钩。

（7）定期组织医疗救援的演练或演练评价。

六、应急设备采购与管理制度

（1）应急设备和药品由医院专家组或抢救组根据行政主管部门有关储备规定，结合医院实际情况进行研究、统计和提出申请。

（2）经医院应急领导小组讨论后审批。

（3）由医院相关职能部门统一采购后统一保管与储备。

（4）应急药品、器械储藏在专门地点，由专人负责管理，定期补充更换。非突发公共卫生事件，任何个人不得接触和使用。

（5）应急药品须经医院应急领导小组同意后方可使用。管理人员根据使用情况及时向医院应急领导小组申请补充，交药剂科统一购买。

七、传染病突发事件报告制度

（1）所有的医务人员都是责任报告人。

（2）医疗机构应当按有关法律法规规定，加强传染病突发事件报告管理。

（3）明确传染病突发公共卫生事件报告范围：

传染性非典型肺炎：发现1例及以上传染性非典型肺炎病例患者或疑似患者。

人感染高致病性禽流感：1例及以上人感染高致病性禽流感病例。

甲型肝炎/乙型肝炎：1周内，同一学校、幼儿园、自然村寨、社区、建筑工地等集体单位发生5例及以上甲肝/戊肝病例。

细菌性和阿米巴痢疾：3 天内，同一学校、幼儿园、自然村寨、社区、建筑工地等集体单位发生 10 例及以上细菌性和阿米巴痢疾病例，或出现 2 例及以上死亡。

麻疹：1 周内，同一学校、幼儿园、自然村寨、社区、建筑工地等集体单位发生 10 例及以上麻疹病例。

风疹：1 周内，同一学校、幼儿园、自然村寨、社区、建筑工地等集体单位发生 10 例及以上风疹病例。

流行性脑脊髓膜炎：3 天内，同一学校、幼儿园、自然村寨、社区、建筑工地等集体单位发生 3 例及以上流脑病例，或者有 2 例及以上死亡。

流行性乙型脑炎：1 周内，同一乡镇、街道等发生 5 例及以上乙脑病例，或者死亡 1 例及以上。

流行性感冒：1 周内，在同一学校、幼儿园或其他集体单位发生 30 例及以上流感样病例，或 5 例及以上因流感样症状住院的病例，或发生 1 例及以上流感样病例死亡。

流行性腮腺炎：1 周内，同一学校、幼儿园等集体单位中发生 10 例及以上流行性腮腺炎病例。

感染性腹泻（除霍乱、痢疾、伤寒和副伤寒外）：1 周内，同一学校、幼儿园、自然村寨、社区、建筑工地等集体单位中发生 20 例及以上感染性腹泻病例，或死亡 1 例及以上。

猩红热：1 周内，同一学校、幼儿园等集体单位中，发生 10 例及以上猩红热病例。

水痘：1 周内，同一学校、幼儿园等集体单位中，发生 10 例及以上水痘病例。

（4）明确报告内容。

事件信息：信息报告主要内容包括事件名称、事件类别、发生时间、地点、涉及的地域范围、人数、主要症状与体征、可能的原因、已经采取的措施、事件的发展趋势、下一步工作计划等。

事件发生、发展、控制过程信息：事件发生、发展、控制过程信息分为初次报告、进程报告、结案报告。

①初次报告：报告内容包括事件名称、初步判定的事件类别和性质、发生地点、发生时间、发患者数、死亡人数、主要的临床症状、可能原因、已采取的措施、报告单位、报告人员及通信方式等。

②进程报告：报告事件的发展与变化、处理进程、事件的诊断和原因或可能因素，势态评估、控制措施等内容。同时，对初次报告进行补充和修正。重大及特别重大突发公共卫生事件至少按日进行进程报告。

③结案报告：事件结束后，应进行结案信息报告。在确认事件终止后 2 周内，对事件的发生和处理情况进行总结，分析其原因和影响因素，并提出今后对类似事件的防范和处理建议。

八、后勤保障制度

（一）制度保障

（1）成立以分管院长为组长的物资保障领导小组，负责突发事件通信、车辆、医疗设备、药品和防护物资的需求计划和分配计划的制定，沟通与当地突发事件工作指挥部物资保障组的联系渠道，保证医疗应急救援一线工作的需要。

（2）掌握本地区相关医疗机构应急处理工作的医疗设备、常用药品、防护物资的基本情况，了解相关的供求状况，多渠道组织货源。

（3）对部分采购困难的药品，制定采购预案，疏通供应渠道，确保药品的供应。

（4）对紧急需求的物资、药品、设备提出调配的方案，并负责落实。

（5）必须保持车辆24小时处于待命状态，不得用于非救援工作，驾驶员必须做好出车前、途中、完成任务后的车辆自检自查工作；配备必要的急救设备、常规急救药品和急救器材，急救设备、急救药品和器材使用要记录完整。

（6）保障通信畅通，不得因通信因素影响应急处理工作。

（二）岗位职责

1. 应急领导小组职责

（1）领导小组组长由院长担任，负责全院医疗救治工作。

（2）在卫生健康行政部门或当地突发公共事件应急指挥部的领导下，组织、部署、协调医院应急救援的医疗救护工作。

（3）组织制订并审定医院突发公共卫生事件的应急预案。

（4）组建医院专家组、专业救治组、应急领导小组和常设机构。

（5）明确领导小组各组员科室（部门）的职责，检查和考核各组员科室（部门）应急准备的落实情况。

（6）突发公共卫生事件发生后，在卫生健康行政部门或应急指挥部的统一指挥下，负责启动院内应急救援预案，组织对到院的患者开展救治。并对正在进行的应急救治工作进行督察和指导。

（7）及时响应应急指挥部的指令，报告医院即时的医疗救治情况，派出应急救援小组。

2. 应急领导小组办公室职责

（1）以医务部为主体组建应急领导小组办公室（应急办，常设办事机构），在医院突发公共卫生事件应急领导小组的领导下，负责医院平时应急医疗救治的各项准备，战时具体执行和落实院领导小组的各项决策，及时办理领导小组交办的各项任务。

（2）负责编制和修订适合医院具体情况的群体急性化学物中毒、群体急性食物中毒、群体创伤与突发传染疫情救治预案。

（3）根据卫生健康行政部门或当地突发公共卫生事件急救指挥部的要求，协调药剂、设备等有关部门储备救治特需药品、相关设备和物资。

（4）负责建立医院突发公共卫生事件应急救治网络体系。

（5）组织全院相关部门和医务人员进行应急救治知识培训和演练，开展医疗救援与卫生防护方法与技术的研究。

（6）发生突发公共卫生事件或接到上级应急救援指令后，根据实际情况制定具体救援方案，建立"绿色通道"，及时组织开展急诊救治，召集和外派现场应急领导小组。

（7）在应急处理过程中，代表医院应急领导小组与指挥部建立和保持联系，接受其指令，获取专家组关于诊断及救治方案的意见、出院的标准和时限等信息，及时传达并应用于医院救治。

（8）负责医院应急救治全过程的信息收集和统计汇总工作，全面掌握院内应急救治进展情况，按时向院领导小组和卫生健康行政部门或应急指挥部报告。

（9）负责收集、评估临床意见，及时向院领导小组请示，提出需要上级专家组及专业技术的帮助，特殊药品及专门设备的支援，分流部分患者或向上级保健院或专科保健院转送部分危重患者等请求。

（10）对转诊患者写好简要病历，联系急救中心和接诊保健院。

（11）撰写应急救援评估报告和总结，完成其他工作。

3. 应急救援专家组职责

（1）医院应急医疗救援专家组，由分管副院长负责组建，医务部负责日常管理。组员由急诊专业、重症专业、院内感染、内科、妇科、产科、外科及药学专业等专家组成。

（2）在医疗应急领导小组的领导下，负责对应急救治提供咨询、建议、技术指导和支持。

（3）向院领导小组提供医疗应急救援技术建议与咨询；负责全院危重症患者的会诊、抢救，积极收集各种信息，制订切实可行的诊断标准、治疗原则和救治方案。

（4）审查应急救援预案，协助应急领导小组做好决策与指挥。

（5）指导并参与应急卫生防护与医疗救援专业技术培训工作。

（6）完成应急医疗救援领导小组交办的其他任务。

4. 应急救援抢救组工作职责

（1）在医疗卫生应急院领导小组的领导下，根据不同的突发公共卫生事件（伤害性质和患者数量），成立由相应专业医务人员组成的一个或多个医疗抢救（或救治）小组。由医务部主任担任组长，急诊科主任担任副组长，负责具体抢救的组织和落实。并及时汇总救治情况，向院领导小组汇报，供领导决策参考。

（2）抢救小组在专家组的指导下工作，认真实施专家组制定的救治方案，并及时向专家组反馈救治情况。

（3）抢救人员明确分工，密切配合，听从指挥，坚守岗位，以高度的敬业精神和责任心，及时、认真、敏捷地进行救治。

（4）严密观察病情，记录及时详细、用药处置准确、危重患者就地抢救，待病情稳定后方可移动。

（5）严格执行首诊负责制、交接班和查对制度。抢救经过、各种用药和治疗处置要详细记录，口头医嘱在执行时应复述，以免发生差错。

（6）与患者亲属及单位联系，抢救完毕，除完成抢救记录外，还要做好登记和汇报工作。

（7）严格执行急诊各项规章制度和技术操作规程，疑难、危重患者应立即请上级医生诊治或急会诊。

（8）平时加强学习训练，熟练掌握各项抢救规程和技术。

（9）参与医疗救治的评估与总结，完成其他应急医疗救援任务。

附件 2：妇幼保健院预警机制处理办法

一、预警的定义

预警机制，本义上是指预先发布警告的制度，通过及时提供警示的机构、制度、网络、举措等构成的预警系统，实现信息的超前反馈，为及时布置、防风险于未然奠定基础。

二、预警机制的主要特点

1. 科学性

科学性就是要求在制定预警机制的过程中，充分从理论上进行辨析，特别是危机管理理论，危机管理理论告诉人们，突发事件并非必然演变成危机事件。如果预防到位，很多事情是可以不发生的。所以制定预警机制的过程中，充分遵守科学性。

2. 系统性

预警是系统地吸收了危机管理思想理论，作为一种新的管理思想和管理方法，是对现有管理系统的完善和发展。在制定和研究突发事件预警机制的时候，必须将预警机制看作是一个系统来研究，在整个预警机制中始终贯彻系统性。

3. 操作性

制定突发事件预警机制是一个具体的可供操作的方案，是指导我们面对突发事件的锦囊妙计，其目的是预防和阻止突发事件演变成危机事件。因此突发事件预警机制并不是简简单单的几个文件，或者是领导重视之类的口号式方案，而是一个具体的可供实际操作的机制。例如，一旦发生食物中毒事件，我们首先要做什么？诸如此类细节问题都必须写入预警机制。

4. 及时性

突发事件是要求相关的部门在第一时间立即采取应对措施加以处理的公共事件。因为突发事件具有"影响性"的特点，所以任何一套预警机制都必须保证及时性原则。一旦突发事件影响扩散就很难挽回。特别是面对紧急突发性事件时必须在第一时间作出反应。这就要求责任到人，而不是请示领导等待批复。

5. 高效性

检验预警机制是否合格就要看机制是否是高效的。设立公共事件预警机制的目的就是要尽可能地缓解和阻止危机的发生，保障人身财产安全。因此将损失降到最低是预警机制内在的要求。因此一套预警机制必须具有高效性。

6. 创新性

突发事件具有偶然性和不可逆性，因此预警机制必须考虑到创新性。要根据不断变化的情况来应对。万不可抱有一劳永逸的思想。比如互联网的出现就要求人们在制定预警机制的过程中，必须考虑信息传播途径的变化和传播的特点。因此预警机制必须时刻与时俱进。

三、处理程序

(1)科室及部门发生突发事件时,立即进行现场紧急应对处理。

(2)立即向科室、部门主任、医院总值班、应急办进行汇报。

(3)部门、科室负责人负责协调和动员本科室、部门进行处理。

(4)部门、科室力量不能解决时,科室、部门必须立即向保健院突发事件应急机构进行汇报。

(5)在保健院突发事件应急管理机构的统一指挥下对事件进行处理。

四、监测和预警

(1)根据突发事件的类别,制定突发事件识别体系,建立灵敏、准确的监测体系。

(2)保健院所属各处室、科室均为突发事件监测单元,每个职工都有监测的责任和报告的义务。

(3)根据突发事件影响范围、可能造成的危害,将突发事件分为四个预警级别:

①蓝色预警:预计将要发生一般(Ⅳ级)以上突发事件,事件即将临近,事态可能会扩大。

②黄色预警:预计将要发生较大(Ⅲ级)以上突发事件,事件已经临近,事态有扩大的趋势。

③橙色预警:预计将要发生重大(Ⅱ级)以上突发事件,事件即将发生,事态正在逐步扩大。

④红色预警:预计将要发生特别重大(Ⅰ级)突发事件,事件会随时发生,事态正在不断蔓延。

(4)处置突发事件指挥部组员综合评估突发事件,确定预警级别,信息联络工作组向相关部门、人员发布预警警报。

五、突发事件的分类和级别

根据突发事件影响范围、可能造成的危害,将突发事件分为四类和四个级别:

1.突发事件分类

(1)突发公共卫生事件,包括重大传染病疫情、群体性不明原因疾病、重大食物中毒和职业中毒、放射线泄漏、放射源丢失、自然灾害造成的疫情。

(2)突发灾难,包括火灾、自然灾害(地震)等。

(3)突发意外事故,包括保健院网络停运、大批患者救治等。

(4)突发安全事件,包括破坏、恐怖活动等。

2.突发事件分级

(1)一般性突发事件(Ⅳ级):指突然发生,事态比较简单,影响范围较小,已经或可能造成人员受伤、秩序混乱、财产损失,只需个别工作组人员就能处置的事件。

（2）较大突发事件（Ⅲ级）：指突然发生，事态较为复杂，影响一定范围，已经或可能造成较多人员伤亡、较大财产损失或环境破坏，指挥部组员调度各工作组、各级人员进行处置的事件。

（3）重大突发事件（Ⅱ级）：指突然发生，事态复杂，影响范围较广，已经或可能造成重大人员伤亡、重大财产损失或严重环境破坏，副指挥现场指挥，调度多个工作组、物资进行处置的紧急事件。

（4）特大突发事件（Ⅰ级）：是指突然发生，事态非常复杂，影响到整个保健院工作范围，已经或可能造成特别重大人员伤亡、特别重大财产损失或重大环境破坏，需要辖区政府部门统一组织协调，建立现场指挥部，总指挥调度整个应对突发事件机构的人员、物资等进行处置的事件。

第二章 综合类应急预案

1. 重大突发事件应急救援预案

为提高和保障保健院安全和处置突发事件的能力，最大限度地预防和减少突发事件及其造成的损害，保障人民群众、患者和职工的生命财产安全，维护保健院稳定，促进保健院全面、协调、可持续发展，依据《中华人民共和国突发事件应对法》《国家突发公共事件总体应急预案》及国家卫生健康委员会（简称卫健委）、省市卫生健康委员会相关规定，特制定本预案。

本预案所称重大突发事件是指突然发生，造成或者可能造成人员伤亡、财产损失、危及保健院安全的紧急事件。根据突发事件的发生过程和性质，突发事件主要分为自然灾害、事故灾难、公共卫生事件及医疗安全事件。

一、防范措施

（1）以人为本，减少危害。切实履行服务职能，把保障职工和患者的健康与生命财产安全作为首要任务，最大限度地减少突发事件及其造成的人员伤亡和危害。

（2）居安思危，预防为主。高度重视安全工作，常抓不懈，防患于未然。增强忧患意识，坚持预防与应急相结合，常态与非常态相结合，做好应对突发事件的各项准备工作。

（3）统一领导，分级负责。在保健院突发事件应急管理领导小组的统一领导下，建立健全分类管理、分级负责，条块结合为主的应急管理体制，在院长的领导下，实行科主任负责制，充分发挥应急指挥机构的作用。

（4）依法规范，加强管理。依据有关法律和行政法规，加强应急管理，应对突发事件。

二、应急处理措施

（1）发生突发事件时，正常上班时间上报保健院突发事件应急管理办公室（电话：_____），节假日（夜间）上报医院总值班（电话：_____）。

（2）保健院应急办公室或医院总值班接到突发事件报告后，马上启动保健院应急工作，根据突发事件的性质和影响范围调用相应的应急工作小组。

（3）各应急工作小组的职责和联系电话。

①应急办公室（电话：＿＿＿＿＿＿＿＿＿）：做好突发事件应急处置的综合协调工作。

②医务部（电话：＿＿＿＿＿＿＿＿＿）：组织应急事件的医疗救治，统筹医疗资源开展医疗急救工作；负责组建卫生应急专家队伍，做好队伍培训；负责保健院突发公共卫生事件专家咨询委员会组员资格认定。

③急诊科（电话：＿＿＿＿＿＿＿＿＿）协助组织应急事件的医疗救治，配合应急办保证有关人员及时到位；负责组织做好突发应急事件中就诊患者的接诊救治工作，保证急救工作顺利进行。

④护理部（电话：＿＿＿＿＿＿＿＿＿）：负责组织应急事件医疗救治中护理人员的调配；协助加强有关护理人员的技术培训。

⑤宣传办（电话：＿＿＿＿＿＿＿＿＿）：负责接待院内、院外媒体，按照应急处置工作领导小组的指示处理对外宣传报道；负责应急工作的正确宣传报道，信息发布。

⑥医院感染控制中心（电话：＿＿＿＿＿＿＿＿＿）：协助做好传染病疫情、群体性不明原因疾病等相关应急事件的处置工作；负责做好疫情监测、消毒。

⑦保卫科（电话：＿＿＿＿＿＿＿＿＿）：负责保健院的安全保卫、综合治理及妥善处理突发事件，如医患纠纷、矛盾和各项应急工作，维护保健院的安全稳定。

⑧后勤保障部（电话：＿＿＿＿＿＿＿＿＿），采购中心（电话：＿＿＿＿＿＿＿＿＿），药剂科（电话：＿＿＿＿＿＿＿＿＿）：负责为应急工作中提供必要的物资和药品保障。后勤办保证医疗救治过程中电、水、气的供应。

⑨网络信息中心（电话：＿＿＿＿＿＿＿＿＿）：负责保证应急工作中网络畅通。

⑩传染病管理办公室（医务部，电话：＿＿＿＿＿＿＿＿＿）：负责做好相关法规条例的学习、宣传、培训、落实；负责相关信息的收集、汇总和整理，建立疫情调查、核实制度，及时做出预测，发出预警；负责抓好各临床科室内传染病预防工作的指导、考核，督察落实各项防病措施；负责进一步建立健全传染病疫情预测预警机制，加强网络直报工作的管理。

（4）就突发事件的动态与处理情况，及时向政府、卫生健康行政主管部门沟通、联系。

（5）及时记录突发事件的处理情况，配合相关部门调查，进行原因分析，并撰写总结报告。

（6）总结经验教训，采取有效的整改措施，预防事件再次发生。

三、应急处理流程

发生重大突发事件应急处理流程如图 2 - 1 所示:

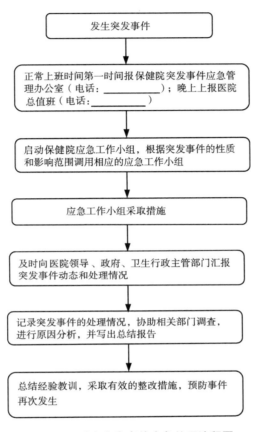

图 2 - 1　重大突发事件应急处理流程图

2. 紧急状态下人员疏散救助应急预案

一、目的

在遇到自然灾害(洪涝、火灾、地震)、治安灾害(爆炸、投毒、抢劫、杀人、自杀、突发及恐怖事件)等不可抗力的灾害事故的紧急情况下,保健院职工、进修、实习人员,都有义务报告、参加有组织的抗灾工作、承担疏散任务、保护灾后现场的义务。

各级各类人员要熟知本预案,并能在处置灾害事故过程中结合客观情况科学判断,力求做到急而不乱、忙而有序。尽量避免人员伤亡，降低财产、物产损失，便于灾后恢复，减少负面影响是最终的工作目标。

各部门、人员在灾害现场、相邻区域，要服从现场指挥、现场广播及社会专业抢险队伍的命令。

二、组织机构和职责

（一）领导小组

处置灾害紧急事故处置领导小组如表 2 - 1 所示：

表 2 - 1　处置灾害紧急事故处置领导小组组员及电话表

职务	所在科室及行政职务	联系电话
主任	院长	
主任	党委书记	
常务副主任	副院长	
副主任	副院长	
副主任	党委副书记	
副主任	副院长	
副主任	工会主席	
副主任	医务部主任	
副主任	后勤保障部主任	
副主任	保卫科主任	
副主任	院办主任	

（二）组织机构

指挥部（设在保卫科）在紧急疏散时，保卫科和物业公司保安人员要立即分组工作，落实岗位责任制。

1. 指挥组

总指挥：院长

副总指挥：全体院领导班子组员

组员：保卫科科长、后勤保障部主任、医务部主任、护理部主任、院办主任、人力资源部主任、应急办工作人员等

主要职责：负责全院重大灾害抢险指挥工作

2. 联络组

组长：分管院办公室的领导

副组长：院办主任

组员：院办工作人员

职责：上情下达，下情上报

3. 紧急疏散组

组长：分管后勤工作的院领导

副组长：后勤保障部主任、医务部主任、护理部主任

组员：各职能科长、临床医技科室主任及护士长

职责：紧急组织疏散工作人员，转移患者、陪护人员

4.抢救组

组长：分管医疗、护理工作的院领导

副组长：医务部主任、护理部主任

组员：全体医护人员

职责：在临时抢救区对受伤患者实施紧急救治及心理疏导

5.安全保卫组

组长：分管保卫工作的院领导

副组长：保卫科科长

组员：保健院保卫科工作人员、物业公司保安人员

职责：负责全院各楼层疏散图的制定，每年2次疏散演练，对保健院重点目标的巡视，加强安全保卫，打击违法犯罪活动

6.抢险救灾组

组长：分管后勤工作的院领导

副组长：后勤保障部主任

组员：后勤保障部工作人员

职责：负责对被破坏设施的抢修

7.生活安置组

组长：工会主席

组员：工会人员、后勤保障部

职责：负责重大灾害发生后职工及住院患者的生活保障

8.纪律检查组

组长：纪检书记

组员：监审科工作人员、各党（总）支部书记

职责：负责对重大灾害发生时党员、职工违纪情况的查处

（三）组织管理应急处理

（1）日常保健院处置灾害事故领导小组组员、保卫科、总务科、医务部负责人在外出、离岗时要在同级领导、本科室、本小组内确定一人负责工作。院级领导、各科室主任在外出时要严格执行保健院的请假制度。

（2）保健院处置灾害事故领导小组组员在接到报警后，应放弃休息、中断其他工作，立即回到保健院岗位抢险。服从命令和领导调配，各司其职，确保现场有序抢险。

（3）应急报告与人员到位。

①一旦发现灾情，事故现场的工作人员要立即进行报警，白班向保卫科（电话：_____）和科室主任和护士长报告。夜班上报总值班人员（电话：_____）和科室主任、护士长。在救援人员到达之前，迅速组织本楼层人员紧急疏散到安全疏散点。

②保卫科人员或总值班人员应立即向值班院领导汇报。

③医院抢险队伍在接到警报后，应迅速到达保健院，组织指挥疏散、抢险工作。

④当医院抢险队伍进入灾害现场后，本部门主任或1名责任人、夜间值班护士应协助现场指挥做好处置灾害事故的工作。并向指挥部汇报：

a.提供火源(灾害)发生地点。

b.提供不能自理的患者所处的房间、位置。

c.提供易燃易爆、毒麻、放射药品、万元以上设备、科研资料的存放地点。

d.核实并提供本区域患者及医务人员的数量、位置。

e.提供其他需要说明的情况。

⑤现场指挥要根据灾害现场的客观情况，本着尽量避免人员伤亡，降低财(物)产损失，便于灾后恢复，减少负面影响的原则，作出必要的抢险及人员、财产、物产疏散决定。并指挥医院抢险队伍逐项落实。

⑥对于不会造成人员伤亡的火险，发生在局部的事故，要立即进行抢险、恢复医疗秩序的工作。及时召集保健院处置灾害事故领导小组进行现场分析，落实责任追究。

⑦判读灾情大小，根据情况拨打电话(119、110、120)，通报以下信息：

a.名称：××妇幼保健院。

b.地址。

c.报告灾情情况。

d.报案人(电话：_____)；保卫科(电话：_____)；医院总值班(电话：_____)。

(4)人员疏散程序。

①当班工作人员要稳定患者及其亲属的情绪，组织患者及亲属有序正确疏散，火灾时避免坐电梯，照看好患者。远离玻璃门窗、吊灯等头顶上的装饰物，保护好头部，防止发生患者跳楼摔伤、电击伤、踩伤等意外事故。医务人员安排可以自理的患者进行互助，提高疏散效率。对一时不能疏散的重症、不能自理的患者要有护工陪护，担架运送至就近指定中转病房或在大厅设立缓冲区，并及时组织进行转移。

②疏散时应遵循"高层先撤、患者先撤、重患者和老人、儿童、孕产妇先撤、医务人员最后撤"的原则，"避开火源，就近疏散，统一组织，有条不紊"，紧急疏散患者。指挥患者及亲属，不得在楼道内拥挤、围观，避免发生人员踩踏事故。

③火灾疏散时所有人员立即用湿毛巾、湿口罩或湿纱布罩住口鼻，防止窒息，沿墙壁右侧匍匐前进，不可坐电梯。引导疏散人流右行避让抢险队伍。各病房(诊区)要服从现场指挥或广播，各自负责，控制进入疏散楼梯的人流，防止发生人员踩踏事故。

④特殊部门的疏散原则：

a.决定疏散时，手术室医务人员应该停止手术，按急救处理原则用无菌物品保护伤口，防止感染，并将手术患者转移至远离玻璃门窗、头顶无装饰物的无菌安全区域，保护患者体位，使用简易呼吸器，保证患者呼吸道畅通，静脉通道畅通。

b.对病房监护室的重症患者及术后患者，医务人员应尽最大努力保证患者生命安全。

c.门诊医务人员立即停止各种检查，按"安全出口"方向疏散患者。

d.财务人员立即将现钞和支票锁在保险柜内，带好钥匙，锁好门窗，逃离现场。

e.电梯值班人员在就近楼层停机，将乘客就近疏散。

f. 药库、药房工作人员锁好门窗及毒麻、贵重药品，防止被盗、丢失，恢复正常后及时核对，并将情况上报指挥部。

g. 职能科室人员立即关闭电源，锁好门窗，到达指定位置，接受指挥部的调遣。

（5）现场处理。

①保卫人员及院内消防（救护）队员要加强对变电室、网络中心、档案室、财务科、收费处、氧气罐、药房等要害部位的巡视，在保证人员安全撤离的条件下，应尽快撤出易燃易爆物品，积极抢救贵重物品、设备和科研资料。并对发生的灾害实施扑救，维护社会治安，打击违法犯罪活动。

②发现某一房间发生火灾，室内有易燃易爆物品，要立即搬出，如已不可能搬出，要以最快速度疏散临近人员。

③疏散后，所在部门的科室主任、护士长要根据现场指挥的命令进行清查工作，以免遗漏人员、贵重物品。

④各病区医务人员、保卫人员，未得到总指挥下达的撤离命令不得撤离工作岗位，要忠于职守，履行职责，保护患者及国家财产的安全。

（6）灾情稳定后措施。

①医务人员迅速对摔伤、砸伤、烧伤、踩伤的患者实施救治。

②医务人员对本病区的患者逐一检查、治疗，病房主任将本病区患者情况向医务科汇报。

③财务科人员及时核对账目，向科长汇报，科长将账目情况向院长汇报。

④物资供应部及后勤保障部组织相关人员对所辖设备全面检修，恢复正常运转。

⑤各职能部门负责人将本部门灾后情况及时上报主管院领导。

（7）纪律要求。

①全院各级各类人员必须认真履行职责，各就各位，各负其责，在注意安全的原则下，尽力抢救（保护）患者及工作人员生命安全，决不能畏惧退缩，擅离职守。

②纪检监察部门要做好督查督导工作，发现不履行职责、擅离职守，造成不良后果的工作人员，要当场制止并提出处理意见，严重者给予党纪政纪处分，直至追究法律责任。

3. 遭遇暴徒应急预案

一、目的

加强对医院重点科室和重要设施的安全监管，明确应对恐怖事件的应急职责和程序，在紧急情况下，迅速采取必要的行动，参与针对暴徒及恐怖分子的应急响应机制。

二、工作原则

贯彻执行"居安思危、预防为主、依法规范、加强管理、快速反应、协同应对"的应急管理工作原则。

三、适用范围

本预案适用于医院重点科室遭遇或可能遭遇暴徒及恐怖分子的应急准备和应急响应工作。

四、组织机构和职责

成立保健院遭遇暴徒及恐怖分子工作组。在工作组的领导下，督促各科室加强危险物品和重要生产设施、医疗设备的安全管理，急诊、门诊、手术室要警惕在医疗救护、医疗纠纷协调过程中，遭遇暴徒或恐怖分子袭击事件的应急处置机制。各科室按照职能分工承办有关工作，具体如下：

1. 工作组组成

组长：院长

副组长：副院长

组员：医院职能科室科长、保卫科干事等

2. 工作组职责

研究决定保健院遭遇暴徒及恐怖分子袭击医疗救援的策略，统一组织协调发生恐怖袭击后医疗救援应急处置；部署及落实遭遇暴徒及恐怖分子袭击救援应急措施，组织急救常识公众宣传。

3. 工作组办公室职责

工作组设办公室（暂设在保卫科）作为工作组的日常办事机构，负责应急领导小组会议安排和会议纪要，并协调落实应急领导小组决定的事项。负责反恐袭击医疗救援应急处置的统一指挥。负责及时阻止、协调、处置发生在临床科室的暴徒及恐怖分子袭击事件进一步发展，并通知辖区派出所、反黑大队及公安局。负责及时向医院领导和上级有关部门通报、核实有关情况；负责修订完善反恐怖袭击的卫生应急预案，并组织救援应急模拟演练。负责医疗救援应急物资、设备、装备、药品的采购、储备和管理。

五、信息处置

（1）恐吓或举报信息处置：有关科室接到恐吓或举报信息后，报送保健院应急办公室。同时，应急办要及时上报市反恐怖工作协调小组和公安部门。

（2）接到危险化学品、民爆器材等爆炸品、含氰化物等剧毒物品（统称危险物品）丢失、被盗的信息和报告，各有关科室按照医院领导批示落实有关工作，保卫科立即同相关市安监局进行核实。

（3）接到涉及威胁保健院重要设施安全的信息和报告，各有关科室按照医院领导批示落实有关工作。

六、恐怖事件信息处置

有关科室接到有关恐怖事件信息后，立即上报医院领导小组及院长，应急办应启动遭遇暴徒及反恐应急机制。进一步对信息进行跟踪处理，并通知有关部门和人员做好应急准备。

七、应急响应

（1）发生遭遇暴徒及恐怖分子威胁和袭击事件，按照事件类别，立即启动相关应急预案。应急办、保卫科立即按照事件涉及的部门、科室，通知有关科室进行处理。预案要求，有关科室做好事件救援和调查处理工作。应急办、保卫科及时将有关情况上报医院反恐怖工作协调小组。

（2）发生危险物品、毒麻药品、化学试剂被盗或丢失的事件，根据院领导指示，保卫科及有关科室立即同辖区安监局配合公安机关进行查处，提出加强监管的措施。

八、重点科室遭遇暴徒及恐怖分子处置程序

（1）遇到暴徒时，医务人员应保持头脑冷静，正确分析和处理发生的各种情况。

（2）设法报告医院保卫科及110，夜间通知医院总值班，或寻求在场其他人员的帮助。

（3）做好病房安全管理工作，夜间病房上锁。

（4）安抚患者及亲属，减少在场人员的焦虑、恐惧情绪，尽力保证患者的生命安全及国家财产。

（5）暴徒逃走后，注意其走向，为保卫人员提供线索。

（6）主动协助保卫人员的调查工作。

（7）尽快恢复病室的正常医疗护理工作，保证患者的医疗安全。

4. 突发伤医应急预案

医疗场所爆发针对医务人员的暴力事件，医院总值班要及时赶到现场，同时上报院领导及保卫科、医务科，并采取合理合法、安全有效的防护措施，保护医务人员生命财产安全。

最基本的应对原则是不激怒患者，不激化矛盾；尽最大可能迅速脱离事发现场，撤退中应防止人身伤害。

（1）保持冷静，正确判断。对患者及其亲属的误解，要做好解释工作，要富有同情心和爱心，努力争取互相谅解。

（2）对故意挑刺的人，首先也要以理服人，耐心解释。设法使矛盾双方分开，尽可能让当事人离开现场或请患者到办公室坐下商谈，耐心倾听患者的倾诉，使患者情绪平静，以免矛盾激化或升级。

（3）保护好病历，一旦出现抢夺病历事件或事态恶化，无法控制，应立即拨打110报案。

（4）当出现上述情况时应使用照相机、摄像机、手机等电子产品，进行录音、录像，留取事件证据。

（5）如果不幸被医闹、暴徒等包围或纠缠，有条件的应果断采取正当防卫的措施。注意自我保护，涉事医务人员使用周边顺手物品用于正当防卫，如利用钢制病历夹防护和抵挡砍刺行为；也可将白大褂叠厚，缠绕在左手或左前臂（左利手者可以缠绕右手或右前臂），抵挡各种钝器和锐器对身体的伤害。

（6）如应对时间充裕，可以及时脱掉白大褂，混在现场人群当中，迅速脱离现场，以躲避伤害。

（7）有条件者应互相扶助，及时逃离现场或躲进安全屋中。

（8）如遇砸门窗等情况，可用室内桌椅等办公设施顶住门窗。

（9）当医务人员受到伤害时，配合医务部部长组织相关人员立即对受伤医务人员进行救治。

5. 群发性职工信访事件应急预案

为切实做好医院职工信访维稳工作，确保保健院内部稳定，结合实际，制定本预案。

一、职工信访维稳应急处置组织领导机构

组长：院长
副组长：分管保卫、纪检工作的院领导
组员：其他院领导
下设信访维稳应急处置办公室（院办信访、党办）。

二、信访维稳应急处置领导小组职责

（1）信访维稳应急处置领导小组职责：当医院职工因信访诉求而采取过激行为或接到上级信访维稳任务后，根据任务及时组织有关人员迅速到达事发地点、控制事态发展，确保圆满完成信访维稳工作任务。

（2）信访维稳应急处置领导小组办公室职责：受保健院信访维稳领导小组领导，接受并完成领导小组交办的工作任务，协助领导小组做好信访维稳日常工作，协调各方关系。

三、应急处置原则

（1）宜散不宜聚、宜解不宜结、宜快不宜慢、宜缓不宜激。讲究策略，注意方式，正确做好上访事件现场处理工作。

（2）事前预防与事后应急处置相结合。

（3）依规管理、分级控制。严格按照《信访条例》的有关规定，对重大突发事件进行预警、

控制、管理和处置，最大限度地控制事态发展。

（4）快速反应、科学应对。一旦出现突发事件，确保发现、报告、指挥、处置等环节的紧密衔接，及时应对。

（5）内紧外松、内外有别。对内要及时做好正面教育疏导工作，尽最大努力化解矛盾；对外要严格控制宣传报道范围，统一宣传口径，以免事态进一步扩大。

四、应急预案适用范围

本预案适用于突发性群体上访、越级上访及信访者采取过激行为等重大信访事件的预防、预警和处理。

本预案所指群体性上访事件，主要包括到各级信访接待场所集体上访，达到预警人数（5人）的，以及因信访突出问题造成较大社会影响的。

五、预防预警机制

对群众上访做到随时接待、随时处置，并限期解决或妥善答复，跟踪问效，确保不出现重访现象。对排查出的不安定因素实行包案责任制，采取有效措施，做好深入细致的思想政治工作，全力化解矛盾，把问题化解在萌芽状态，解决在保健院，确保不出现越级上访或过激事件的发生。

六、应急处置程序

（一）报告预警

发生突发重大信访事件时，应急处置办按照紧急信息报送的规定及时向领导小组报告，事件初次报告时间最迟不超过发生事故 30 分钟，报告内容主要包括信息来源、影响范围、事件性质初步判断、事件发展趋势、先期处置措施等。

（二）事件处置

预案启动后，应急处置办公室负责派人员赶赴现场协调各方面工作，实施应急处理。

（1）事态控制：现场应急处理，并进行上报和组织实施，及时向医院信访维稳应急处置领导小组组长和主管领导汇报现场工作进展情况。

（2）教育引导：了解上访人员提出的主要问题，并进行对话，做好解释疏导工作。

（3）协调联络：通知上访人员所在科室负责人赶赴现场进行劝导，动员家人参与做好思想教育工作。

七、应急保障

信访维稳应急办公室设专线电话，所有组员要 24 小时保持联系，确保信息畅通，建立值班带班和工作记录制度。

信访事件发生后，应急办公室负责第一时间内纵向和横向信息的传递，应急处理体系在信访维稳应急处置领导小组的指挥下按预案开展行动。

针对发生的信访突发事件，根据现场实际情况需要，可设置现场应急指挥部实施现场调度指挥，现场指挥长由信访维稳应急处置领导小组组长担任或指派，负责现场指挥、疏通处理、信息联络等工作。

八、责任追究

凡发生以下问题者，实施环节责任追究。

（1）不按规定上报信息，发生迟报、漏报，重要信息不及时报告，甚至隐瞒不报，贻误工作时机的。

（2）因本预案领导或责任人工作不到位，造成串联、聚会、越级集体上访或重复上访的。

（3）政策落实不力或包保责任不落实，造成重点人员失控、漏管的。

（4）发生集体上访或越级上访以及其他过激行为后，未按相关制度规定赶赴现场做工作的。

（5）对已发生的信访问题，推诿扯皮，处理不力，导致重复越级集体上访后果严重或造成不良影响的。

6. 信息系统故障应急预案

一、目的

科学应对网络与信息安全突发事件，有效预防、及时控制和最大限度地消除信息故障及隐患。

二、保健院信息系统故障分级及处理流程

1. 故障分类

根据发生的原因和性质不同故障分为三类：

（1）Ⅰ类故障：由于主服务器不能正常工作、核心交换机故障、双活存储故障、主干光纤损坏、主服务数据丢失、局部网络不通、规律性的软件和硬件发生故障等造成的全院性瘫痪。数据中心电力和空调中断超过4小时。信息中心确定白天3小时晚上6小时内无法恢复的重大系统故障，本应急预案主要针对此类故障。

（2）Ⅱ类故障：备份服务器故障、核心备份交换机故障、服务器和存储单一硬盘损坏、楼层交换机故障、单一患者信息丢失、偶然性的数据处理错误、单一科室系统故障、楼层停电、楼层机房故障、某些科室违反工作流程引起局部系统故障。

（3）Ⅲ类故障：单一终端故障、单一网点故障、由于各终端操作造成的错误。

2. 信息系统故障处理流程

（1）当各工作站发现不能进入业务系统、不能保存数据、不能访问网络、应用程序非连续性工作时，要立即向信息中心报告，计算机硬件和网络故障报修（电话：＿＿＿＿＿＿＿＿＿）；门诊病历和医技系统故障报修（电话：＿＿＿＿＿＿＿＿＿＿＿）；住院病历和保健系统故障报修（电话：＿＿＿＿＿＿＿＿＿）。

（2）信息中心工作人员对各科室工作站提出的问题必须高度重视，接到故障报告后，应立即展开调查，若故障明确且能立即解决处理的，如Ⅱ类、Ⅲ类故障则由工程师独立或集中解决并做好记录。

（3）当信息中心工作人员一旦确定为整体故障Ⅰ类故障时，立即向信息中心主任汇报。信息中心主任确认后，首先上报保健院应急领导小组，同时积极组织恢复工作。保健院应急领导小组充分考虑到特殊情况对故障恢复带来的时间影响，各部门根据事故影响范围和恢复时间的程度转入本机模式或手工操作，具体时限如下：

30 分钟内不能恢复——门诊挂号、医技科室转入本机模式，门诊医生站、门诊药房等部门转入手工操作。

6 小时内不能恢复——各临床医生站、护士工作站、中心药房、手术室转入手工操作。

24 小时以上不能恢复——全院各种业务转入手工操作。

以上情况由信息中心通知各科室。

三、应急处理流程

信息系统故障应急处理流程如图 2－2 所示：

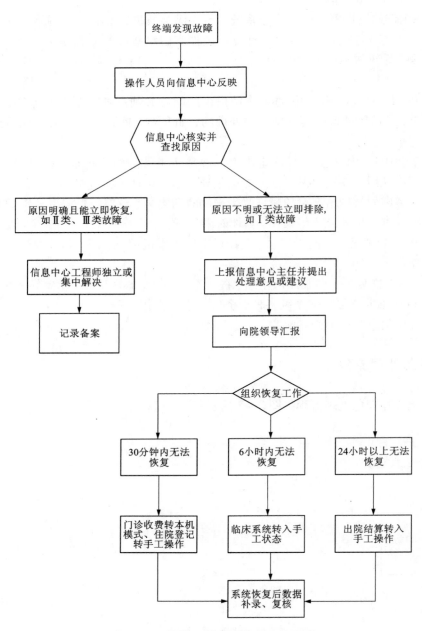

图 2-2　信息系统故障应急处理流程图

四、全院各部门的具体协调安排

所有手工操作的统一启动时间，须由信息中心主任判断所需修复时间，报告领导小组同意后通知相关部门，各科室应严格按照通知的时间协调各项工作，在未接到新的通知前不准私自操作。

1. 医务部

医务部负责××楼临床医技科室。

（1）安排各医技科室针对重点服务对象进入本机模式，待系统恢复后补录。

（2）配合做好门诊服务对象和其他服务对象的解释工作。

（3）接到住院启动手工录入应急模式通知后，安排各临床科室启动手工书写病历和医嘱，待系统恢复后及时补录相关病历和医嘱。

2. 门诊办公室

（1）接到门诊启动手工录入应急模式的通知后，安排各门诊医生采用手工书写病历、处方和申请单，待系统恢复后补录相关病历。

（2）接到启动应急方案的通知后，应立即赶到现场，做好对服务对象的疏导、解释和应诊工作。

（3）负责拟定并张贴紧急通知和告知书，并在各相关部门的配合下维持秩序。

（4）通知门诊各导诊台人员启动人工叫号，并维持秩序。

（5）通知各科室诊室准备好手工处方和申请单。

3. 财务科

（1）挂号收费处：接到启动应急方案的通知后，做好窗口解释工作；进入本机收费模式，待系统恢复后，再正式在医院信息系统（hospital information system，HIS）上先做结账，再将本机收费数据上传，上传后再在正式HIS系统结一次账，然后可以正式使用系统。详细步骤如下所示：

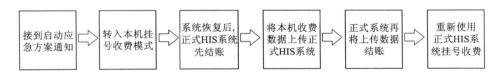

（2）住院收费处：接到启动应急方案的通知后，耐心做好窗口解释工作；仅手工办理入院手续，收取预交金，并开具手工临时收据。留下患者的相关信息和联系方式，待系统恢复后，在系统中及时补录入院信息。详细步骤如下所示：

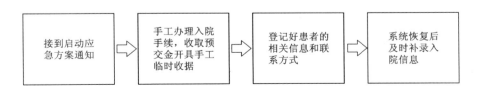

4. 护理部

（1）接到启动手工应急模式通知后，要求所有临床护士站核对、查对所有医生手工医嘱后并执行，做好相关的登记工作。

（2）所有医嘱项目采取先借后补方式（凭借条于中心药房借药和做检查、治疗等）。

（3）待系统恢复后，根据医生补录的医嘱执行，并及时补录相关账单。

5. 药学部

门诊、急诊药房：依据医生开的手工处方单和收费发票进行发药，做好记录，待系统恢复后，进行系统发药确认。详细步骤如下所示：

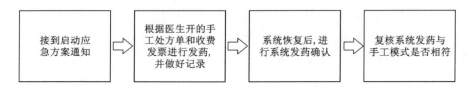

接到启动应急方案通知 ⇒ 根据医生开的手工处方单和收费发票进行发药，并做好记录 ⇒ 系统恢复后，进行系统发药确认 ⇒ 复核系统发药与手工模式是否相符

中心药房：凭系统单抵扣借条。

6. 医技部门（全院级系统的科室）

（1）接到启动应急方案的通知后，做好窗口解释工作。

（2）按正常程序采集、接收各类标本，特别是门诊、急诊患者的血常规、尿常规等项目，手工登记各项影像检查。

（3）各工作站登录本机检验模式，手工记录每个患者的基本信息，包括姓名、性别、年龄、检查检验项目，仪器通过本机解码模式传输结果并打印结果给患者。

（4）信息系统恢复后，启动正式系统，将本机检验结果上传至服务器保存。

详细步骤如下所示：

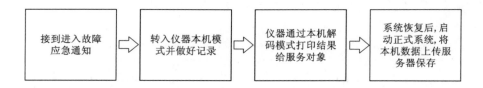

接到进入故障应急通知 ⇒ 转入仪器本机模式并做好记录 ⇒ 仪器通过本机解码模式打印结果给服务对象 ⇒ 系统恢复后，启动正式系统，将本机数据上传服务器保存

7. 手术室

（1）接到启动应急方案的通知后，应立即手工记录当日患者在手术过程中发生的费用，以防漏费。

（2）手术通知单改为手工书写。

（3）待系统恢复后，指定人员及时将登记的内容录入系统。

8. 后勤保障部

配合门诊办、财务、药房等一线窗口，停电时间有可能超出信息中心机房 UPS 电源供电时限时，进入后勤保障紧急预案状态，发电机启动发电，送出备用电力。

9. 保卫科

安排安保人员到上述现场做好医疗秩序的维护工作。协同门诊办公室维持好服务台和各大厅的秩序。

五、应急预案的结束

1. 应急预案结束的前提条件

（1）系统恢复正常，业务可正常办理。

（2）工作站完成应急业务补记账工作。在自助渠道关闭的前提下先开启工作站应用系统。

（3）所有手工业务处理完毕，补录工作完成，核对无误。

2. 应急预案结束的指令发布

应急预案的结束由保健院应急领导小组决定，由信息中心通知，运行部门根据指令全面恢复应用系统，相关人员开启自助设备。

3. 应急预案结束后的主要工作

（1）信息中心各技术组继续监控事件解决后的运作情况，直至确定可持续正常运作为止。

（2）信息中心在故障发生后的两天内开会进行技术总结，对存在的问题和安全隐患进行进一步整改，以书面形式上报给保健院应急领导小组。

（3）医院应急领导小组汇总应急工作开展情况，对本次突发事件的起因、造成的不良影响、资金损失及应急工作本身等进行全面总结分析，并提出改进意见，督查改进情况，进一步优化应急流程。

7. 信息安全应急预案

妇幼保健院信息包括医院各系统中的日常业务运营信息、临床医疗信息、服务对象个人信息及保健院工作人员终端电脑上的工作信息等。医院及其工作人员有责任保证此类信息的安全性和隐私性，不得违法利用和外泄。

一、防范措施

（1）信息系统运行环境采取多种容灾模式：双主机、虚拟化服务器群集、双活存储、核心虚拟网络交换机等。

（2）数据库专人专管，对开发人员和运维人员，根据实际工作需要分配不同权限。若私自利用或外泄数据，保健院有权追究其法律责任。

（3）医院实现内外网物理隔离，内网设置防火墙、安全平台终端管理系统、杀毒监控等安全措施，防范对数据信息的恶意攻击或窃取。外网设置防火墙、杀毒软件等，防范病毒和攻击。

（4）加强信息系统账户安全等级，设置符合要求的复杂密码，并不定时更新密码。根据职能科室和使用科室需求单确定各个账户的信息系统权限。

（5）通过数据库监控分析软件实时监控数据库运营情况，定期调阅数据库系统日志。

（6）使用网络管理软件对终端计算机设备进行日常运行健康状态检测，做好定期巡检。

（7）积极获取计算机设备使用者的使用反馈信息，并定期对使用者进行培训，防止错误操作的发生。

（8）使用科室人员不得将重要数据资料存放在内网终端电脑中。

二、应急处理措施

（1）电脑终端故障，导致数据信息无法查看、备份等情况。科室工作人员致电信息中心（电话：_____），信息中心安排工程师现场检验。在科室使用人员监督下，工程师先备份本机数据至科室的移动硬盘或科室其他电脑硬盘，根据实际情况进行系统重装或硬件维修。如硬件故障无法修复，需要将硬盘进行拆除并提交给使用科室销毁。

（2）保健院工作人员丢失相关密码，应及时通知信息中心（电话：_____）进行密码的重置，由工作人员自身修改密码。

（3）一般性服务器故障：出现数据库运行故障或服务器系统故障，信息中心后台维护小组可通过管理软件将数据库服务切换至镜像服务器，实时接管当前系统数据信息，保证信息的安全性和稳定性。同时后台维护小组应检查故障服务器及数据库日志，排查故障原因。

（4）核心服务器瘫痪，信息中心应及时上报情况至保健院信息化领导小组。同时通知各业务科室按照本书"信息系统故障应急预案"进入相应的流程。

（5）保健院内部工作人员或厂家工作人员恶意外泄数据，信息中心收回其所有信息权限，及时通知保健院监察审计部门（电话：_____），如情节严重可直接报警110。

（6）处理结束后应及时总结经验教训，采取有效的整改措施，并写出总结报告。

三、应急处理流程

信息安全应急流程如图2-3所示：

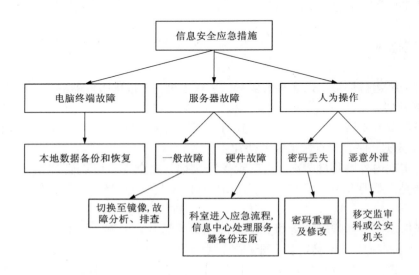

图2-3 信息安全应急措施流程图

8. 自然灾害发生应急预案

为了有效提高妇幼保健院对自然灾害事故应急反应能力和救灾工作整体水平,建立和完善灾害救助应急体系,最大限度地减轻或消除自然灾害造成的损失,确保广大人民群众的生命财产和医院安全,维护医院稳定,依据《国家突发公共事件总体应急预案》《中华人民共和国突发事件应对法》,特制定本预案。

一、总则

自然灾害事故应急预案是灾害发生后,对医院受灾群众工作、生活进行救助的紧急行动方案。本预案适用于地震、火灾、冰雹、雷击及暴雪等因素造成保健院建筑倒塌、淹没、群众伤害、道路阻塞等的应急救助反应。

二、组织机构及职责

妇幼保健院成立自然灾害应急处置领导小组,由医院主要领导担任组长,其他副职院领导担任副组长,组员为各职能科室负责人。

主要职责:发生自然灾害时,及时收听当地气象部门发布的自然灾害预警预报和上级紧急通知要求,及时采取应对防范措施。按照预案处置要求组织人员、物资抢救,避免保健院患者、职工及医疗设备、器材因自然灾害而受到直接和间接的损害。组织职工做好日常防护和灾害教育培训工作,按上级要求做好医疗救援工作。根据工作需要下设四个应急抢救小组:人员、设备疏散抢救组、后勤物资保障组、医疗救护组、宣传教育培训组。

1. 人员、设备疏散抢救组

人员、设备疏散抢救组分别由后勤保障部、保卫科、物资供应部全体人员,院办、医务部、护理部、门诊办部分人员组成。

主要职责:发生自然灾害时,人员、设备疏散抢救组及时召集下属人员携带抢险工具,做好人员疏散和应急抢险工作,协助后勤保障组做好物资供应保障工作。

2. 后勤物资保障组

后勤物资保障组由后勤采购、水电班组及抽调人员,院办、卫生防疫、财务等人员组成。

主要职责:发生自然灾害时,后勤物资保障组要随时做好灾情变化所需的抢救物资供应,同时要做好人员疏散后饮食保障工作。要确保水泵线路通畅,供电正常,沙包沙袋充足,各类铁铲、钢钎、撬棒、手锯、剪刀、水桶、扫把及拆卸工具、搬运工具、人员安全防护工具齐全有效。人员需要转移疏散时,要做好疏散场地的划分。发生自然灾害应根据实际情况采取区域限电措施,防止电线发生短路而引发次生灾害。自然灾害发生时人员疏散后要做好人员饮食保障和防寒、防暑保障。

3. 医疗救护组

医疗救护组由各临床科室主任、护士长组成。

主要职责：发生自然灾害人员需要疏散转移时，做好转移患者的救护和因灾害造成人员伤亡的急救和抢救工作，负责转移患者和贵重的小型设备，负责患者疏散后清点、核对、统计上报工作。

医疗救护组根据人员疏散情况，迅速集结患者进行治疗并核对、上报患者疏散情况。

4. 宣传教育培训组

宣传教育培训组由党办、院办、工会、离退办、信息中心等人员组成。

主要职责：做好自然灾害的日常宣传教育和培训工作；当接到上级紧急通知或当地气象部门发布的灾害预警预报时，及时把预警信息传递给全院职工和患者；对在抗击自然灾害中表现突出的科室和个人进行统计上报和宣传报道；总结上报自然灾害受损情况。

三、防范措施

（1）各部门加强领导，健全组织，强化工作职责，加强对破坏性自然灾害工作及预防减灾工作的管理，完善各项应急预案的制定及落实。

（2）安全保卫部门充分利用多种方式进行自然灾害知识的宣传教育，组织指导全院职工的防灾抗灾的知识普及教育，定期开展自然灾害中的自救和互救训练，不断提高医务人员的防灾抗灾意识和能力。

四、灾害救助应急机构

成立自然灾害救助工作领导小组，指导医院救灾工作。

主要职责：

（1）加强领导，健全组织，强化工作职责，加强对破坏性自然灾害及预防减灾共同研究，完善各项应急预案的制定及各项措施的落实。

（2）充分利用各种渠道进行自然灾害知识的宣传教育，组织、指导全院干部、职工的防灾抗灾知识的普及教育，广泛开展自然灾害中的自救和互救训练，不断提高广大医务人员防灾、抗灾的意识和基本技能。

（3）认真搞好各项物资保障，严格按预案要求积极筹备，落实饮水、防冻防雨、抢险设备等物资，强化管理，使之始终保持良好备战状态。

（4）破坏性自然灾害发生以后，采取一切必要的手段，组织各方面力量全面进行抗灾减灾工作，把灾害造成的损失降到最低点。

（5）调动一切积极因素，迅速恢复医疗秩序，全面保证和促进社会稳定。

五、应急预案流程

发生自然灾害应急流程如图 2 - 4 所示：

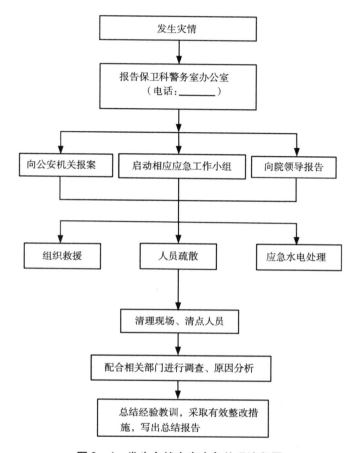

图 2 - 4　发生自然灾害应急处理流程图

9. 地震灾害救助应急预案

　　灾害发生后，启动妇幼保健院应急预案，各应急小组迅速赶到现场，按分工负责原则进行交通管制、疏散现场、引导外援、工程抢险、危险排除、下场救援和事故处置等活动。积极协助其他单位工作。

一、临震应急行为

(1)接到上级地震、临震预(警)报后,领导小组立即进入临战状态,依法发布有关消息和警报,全面组织各项抗震工作,各有关组织人员随时准备执行防震减灾任务。

(2)组织有关人员对所属建筑进行全面检查,封堵、关闭危险场所,停止各项大型活动。

(3)加强对易燃易爆物品、有毒有害化学品的管理,加强对供电输电、机房机库等重要设备、场所的防护,保证防震减灾顺利进行。

(4)加强对广大职工、患者的宣传教育,做好职工、患者及其亲属的思想稳定工作。

(5)加强各类值班值勤,保持通信畅通,及时掌握基层情况,全力维护正常工作和生活秩序。

(6)按预案落实各项物资准备。

二、震后应急行动

(1)无论是否有预报、警报,在本区范围或邻近地区发生破坏性地震后,领导小组立即赶赴保健院,各应急救援组必须在震后30分钟内在本单位集结待命。

(2)领导小组在上级组织指挥下,迅速组织院内抢险救灾。迅速发出紧急警报(连续的急促铃声和呼喊声),组织仍滞留在各种建筑物内的所有人员撤离。

各科室患者在医生的组织下有秩序地撤出病房到空旷的广场中央避震。所有院内其他人员立即撤到空旷的广场中央。

(3)迅速关闭、切断输电、燃气、供水系统和各种明火,防止震后滋生其他灾害。

(4)迅速开展以抢救人员为主的现场救护工作,及时将受伤人员转移并送至附近救护站抢救。

(5)加强对重要设备、重要物品和精密仪器的救护和保护,加强保健院值班值勤和巡逻,防止各类犯罪活动。

(6)积极做好广大职工、患者的思想教育工作,消除恐慌心理,稳定人心,迅速恢复正常秩序,全力维护社会安全稳定。

(7)迅速了解和掌握医院受灾情况,及时汇总上报上级部门。

三、后期处置

(1)安抚职工情绪,妥善安排患者,积极进行灾后重建工作。

(2)进入防震紧急状态后,应急办公室将通过各种新闻媒介发布各种命令、指示,防震减灾领导小组将通过电话、口授等形式传达各种命令、指示。

(3)对在救援过程中表现不力的保健院职工,要给予严肃的院纪院规处分。

(4)积极进行灾后防疫工作,防止次生灾害带来的危害。

10. 建筑物倒塌应急预案

一、应急处理须知

（1）各部门接警后，立即上报领导小组及应急办公室或保卫科、后勤保障部，同时拨打110、119 报警，医院启动应急预案。

（2）应急办应在事故发生后 1 个小时内向上级安全生产主管部门汇报。

（3）院内各应急救援小组在第一时间赶到现场，按分工负责的原则立即行动：交通管制、引导外援、应急疏散、工程抢险、危险排除、现场救援和事故处置等。

（4）领导小组组员单位负责人要对事故现场进行紧急处置，首先切断水、电、煤气等可能造成二次事故发生的条件，确保现场救援行动的安全。处置后要尽快恢复被损坏的道路、水、电、煤气、通信等相关设施，保证应急救援工作的顺利开展。

（5）保卫科工作人员进入现场几分钟以内，要做好现场的交通管制、疏导通道、保护现场和疏散人员等工作，预防和制止各种破坏活动，保护院内治安安全，协助公安执法部门对肇事者和相关责任人员采取临时监控措施。

（6）在抢险救灾过程中，因紧急情况需要使用的物品、设备、人员及占用场所等，任何部门和个人都不得阻拦与拒绝，一切都应服从抢险救灾的需要。

二、抢险救援措施

（1）局部倒塌或整体倒塌事故，要组织救护人员及时抢救患者，请专业救援队伍使用起重机械和气割工具等清除障碍救援被埋在废墟下的人员。

（2）组织抢救被困人员、疏散群众与贵重物品，在查明情况后，应先抢救被困人员和疏散群众，后抢救物资。

①寻找被困者：大声呼喊或使用生命探测仪深入搜寻。

②救援被困者：对神志清醒者，指示通道自行脱险；对神志不清醒人员，要安排人员带路脱离现场；对患者或惊吓过度不能自理者，要采取背、抱、抬等措施，使其脱离现场。

③要因地制宜组织有可能被建筑物倒塌殃及的附近建筑物内的群众及时疏散。

④抢救贵重物品和物资。

三、后期处置

（1）医院会同公安机关、安全生产部门、上级建设主管部门查明事故发生原因，并向媒体通报具体伤亡人员数量和经济损失。

（2）医院对在事故救援过程中表现出色的单位和个人给予表扬、记功，对表现不力的单位和个人给予院纪院规处分。

11. 反爆炸应急预案

反爆炸是社会治安和安全生产的主要内容之一，各级领导务必重视。医院反爆炸工作由医院灾害紧急事故处置领导小组统一指挥，由医院保卫科具体实施，其他相关科室配合，杜绝爆炸事故的发生，确保群众生命和保健院财产安全。

一、预防

（1）反爆炸工作的重点是预防爆炸事件的发生，要严格控制爆炸源进入院内区域。特别是雷管、炸药、鞭炮、烟花、氧气、液化气、天然气、汽油及其他易燃易爆物品。

（2）各级领导要教育好医院职工，化解职工和职工亲属与保健院的矛盾。

（3）医生、护士要严格按医疗规范办事，改善服务态度，做好患者思想工作，化解医患矛盾，缓解医患关系，以防不测。

二、管理

（1）凡保管或使用易燃易爆物品的部门，必须按相应的管理制度办事。

（2）凡超出本部门制度范围内的易燃易爆物品进入保健院必须报保卫科，并经同意后方可进出。

（3）对因工作需要必须进入保健院的易燃易爆物品，在进入前要采取妥善的措施，确保安全无误。

（4）凡使用易燃易爆物品的部门，必须有相关部门负责人和保卫科保卫人员现场监护。

（5）医院在用的天然气管道、液化气、锅炉、配电间等，后勤保障部门要督促新奥公司及本部门负责人经常检查，发现问题及时报告和解决。

（6）发生医患纠纷后，保卫科要派人对患方进行监督，严防携带爆炸物进行报复活动。

（7）医院区域内任何地方不准堆放易燃易爆物品过夜。

三、处罚

（1）对违反本预案规定的人员，医院保卫科可以进行劝阻、没收、罚款，直至提出纪律处分意见。

（2）对引起爆炸、造成人员伤亡及财产损失者，由公安部门追究刑事责任。

四、职责

（1）凡发现有易燃易爆物品，保卫科有权对其进行检查和处置，任何部门不得加以阻止。

（2）医院所有职工和职工亲属，发现爆炸物或爆炸事故苗头要及时上报院领导或保卫科，以便采取紧急措施。

（3）保卫科要学习对不同爆炸物的处置方法。

（4）一旦发生爆炸，实行先救人、后救物的处置原则，保卫科要保护现场，控制局面，控制犯罪嫌疑人，并及时报告公安机关及上级主管部门。

（5）发生爆炸后，由医务部和护理部组织对患者进行救治，后勤保障部予以配合。

（6）宣传办负责撰写通稿，必要时做好媒体接待、新闻发布等。

（7）善后工作由医院灾害紧急事故处置领导小组组织并决定配合处理的部门和人员，组织召开紧急会议，分析原因，提出整改意见，进行事故发生的后续处理，杜绝此类事件的再次发生。

第三章　医疗类应急预案

1. 节假日（夜间）应急工作预案

为及时处置节假日（夜间）突发事件，保证医院的工作正常运行，能及时调动相应的应急人员、应急物资，根据实际情况制定本预案。

一、防范措施

（1）一线工作人员必须坚守工作岗位，二线工作人员、科主任、护士长、应急办公室、应急工作小组和应急人员必须保持 24 小时通信畅通，接到指令，迅速到达指定现场。

（2）加强应急办公室（电话：＿＿＿＿＿＿＿＿）的建设，全面落实应急工作小组的常规准备工作。

（3）应急物资（后勤办负责，电话：＿＿＿＿＿＿＿＿），应急急救设备（资产管理办负责，电话：＿＿＿＿＿＿＿＿）和应急药品（药学部负责，电话：＿＿＿＿＿＿＿＿）处于备用状态。

二、应急处理措施

（1）节假日、夜间一旦发生突发事件，如火灾、停电、突发公共卫生事件、自然灾害等，知情者立即报告医院总值班（电话：＿＿＿＿＿＿＿＿）。

（2）医院总值班根据报告事件的性质和严重程度，立即通知应急办公室负责人，同时按工作需要通知相应的应急工作小组，如电话不能响应，医院总值班直接拨打应急小组负责部门主任的电话，确保各项应急措施立即到位。

（3）应急管理办公室就突发事件的动态与处理情况，及时向院领导、政府、卫生健康行政主管部门沟通、联系。

（4）及时记录突发事件的处理情况，配合相关部门调查，进行原因分析，并撰写总结报告。

（5）总结经验教训，采取有效的整改措施，预防事件再次发生。

三、应急处理流程

突发事件应急处理流程如图 3 - 1 所示：

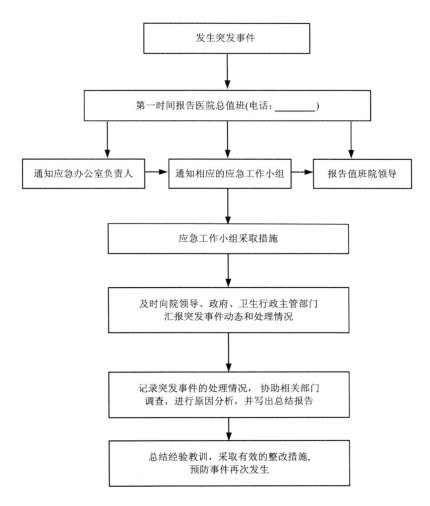

图 3 - 1 突发事件应急处理流程图

2. 救护车出诊及院内抢救预案

救护车出诊及院内抢救应急处理流程如图 3 - 2 所示:

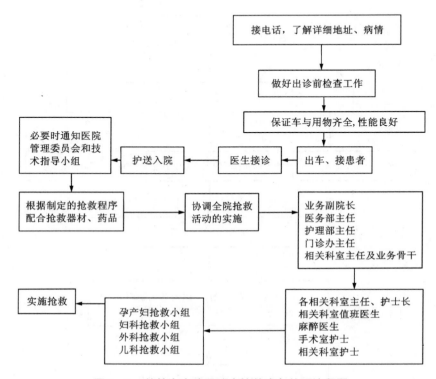

图 3 - 2 救护车出诊及院内抢救应急处理流程图

备注:

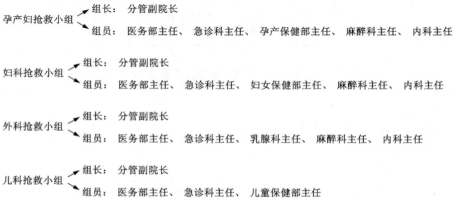

3.医疗过失行为(含重大过失)、医疗事故防范和应急预案

一、目的

(1)为维护患者和医务人员的合法权益,保障医疗安全,减轻医疗事故的损害,预防医疗事故的发生,根据《医疗事故处理条例》《医疗机构管理条例》《中华人民共和国执业医师法》等政策法规,特制定院内医疗过失行为(含重大过失)、医疗事故防范及应急预案。

(2)本预案适用于妇幼保健院各临床、保健、医技及相关科室。

二、防范预案

(1)各临床、保健、医技及相关科室必须围绕"患者第一、医疗质量第一、医疗安全第一"宗旨,严格遵守卫生法律、行政法规、部门规章和诊疗护理规范、常规,恪守医疗服务职业道德,规范诊疗,合理检查,合理用药。建立学习制度,全院医务人员每年进行 1～2 次法律、法规培训,对新录用的医务人员进行岗前法律法规学习。

(2)各种抢救设备处于良好的备用状态,保证随时投入使用。根据资源共享、特殊急救设备共用的原则,医务部有权根据临床急救需要进行调配。

(3)从维护全局出发,科室之间,医护之间,临床、保健、医技之间,门诊与急诊之间,门(急)诊与病房之间应相互配合;严禁在患者面前诽谤他(她)人和其他科室,抬高自己等不符合医疗道德的行为。

(4)任何情况下,进修及实习医生、护士均不得单独进行各种诊疗、护理活动。

(5)严格按照《医疗事故处理条例》《中华人民共和国执业医师法》《病历书写基本规范》的要求进行病历书写及管理,确保病历资料真实、客观、及时、准确、完整、规范,严禁涂改、粘贴、刮擦、伪造、隐匿和销毁病历。

(6)在医疗活动中完善告知义务,尊重患者知情权。患者或亲属应在充分知情的情况下自愿做出选择。按照有关规定需取得患者书面同意方可进行的医疗活动,如特殊检查、特殊治疗、手术、实验性临床医疗、新技术等应由患者本人签署自愿书,患者不具备完全民事行为能力时,应由其法定代表人签字;患者因病无法签字时,应由其近亲属签字;为抢救患者,在法定代理人或近亲属无法签字的情况下,可由医疗机构负责人或被授权人签字。在患者就医过程中患者或亲属选择拒绝治疗、拒绝检查、自动出院时,医务人员应向患者及亲属说明其后果的严重性,并履行知情签字手续。

(7)对于已经出现的医患纠纷苗头,科室主任必须亲自负责下一步诊治措施。安排专人接待患者及亲属,其他人员不得随意解释病情。

(8)加强对下列重点患者的关注与沟通:

①低收入阶层的患者。

②孤寡老人或虽有子女,但家庭不睦者。

③在与医务人员接触中已有不满情绪者。

④预计手术等治疗效果不佳者。

⑤本人对治疗期望值过高者。

⑥对交代病情中表示难以理解者。

⑦有感染征兆或已发生院内感染者。

⑧病情复杂，各种信息表明可能产生纠纷者。

⑨住院预交金不足者。

⑩已经产生医疗欠费者。

⑪需使用贵重自费药品或材料者。

⑫由于交通事故有可能推诿责任者。

⑬患者选医生诊疗者。

⑭特殊身份的患者。

三、应急预案

（1）一旦发生医疗过失行为，需立即通知上级医生和科室主任，同时报告医务部，不得隐瞒。并积极采取补救措施，避免或减轻对患者身体健康造成进一步的损害，尽可能挽救患者生命。由护理因素导致的不良事件，除按上述程序上报外，同时按照护理体系逐级上报。

（2）由医务部组织科室负责人查找原因。

（3）由医务部组织多科会诊。

（4）科室主任与医务部共同决定接待患者亲属的人员，指定专人进行病情解释。科室负责人为医疗过失行为、事故或纠纷第一责任人，其他任何医务人员不得擅自参与处理。

四、应急处理流程

发生医疗过失、医疗事故应急处理流程如图 3 - 3 所示：

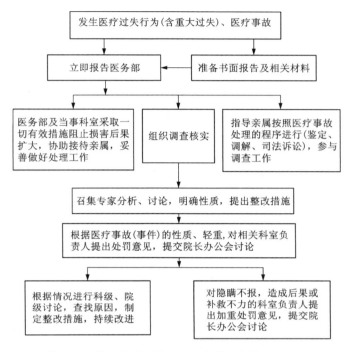

图3-3 发生医疗过失、医疗事故应急处理流程图

4. 弃婴处理应急预案

一、处理原则

发现弃婴后，接诊科室、收治科室要以高度责任感和救死扶伤的人道主义精神，及时向医务部或医院总值班及保卫科汇报，任何人不得以任何理由延误抢救患者。

二、处理程序

（1）科室发现弃婴后应积极治疗并立即报告医务部或医院总值班及保卫科。

（2）发现人在现场了解情况后通知医务部或医院总值班（午间、夜间及休息日），并向公安机关、民政部门报案，由公安机关送入者需公安机关开具介绍信，由民众发现送入或于院内被发现者需立即通知辖区派出所来院内确认弃婴身份并开具相关证明文件。

（3）医务部或医院总值班（午间、夜间及休息日）协调弃婴相关处置情况，由急诊儿科值班医生或二线值班医生、科主任在判断弃婴健康情况的基础上选择以下处置方案：

①对于健康或残疾弃婴，确认暂不需医疗介入者，则开具相关证明及病历，与保卫科联

系，向派出所备案，与民政局及市福利院联系了解转送细节。

②对确实需要留院治疗的弃婴，以"三无"人员处置方案收住相关科室并按规定诊治，新生儿(28 天内)或明确院内医疗条件对病情处置存在不足者，由医务部或医院总值班(午间、夜间及休息日)联系综合保健院并结合病情决定立即外送或等待外院派车接送并同时进行相关抢救措施。

③抢救无效死亡的弃婴：弃婴经抢救无效死亡的，收治科室应及时报告医务部或医院总值班及保卫科(午间、夜间及休息日)，并及时安排司法鉴定中心法医检验尸体，按规定做好相关记录，由保卫科(午间、夜间及休息日)协调派出所、民政局按相关手续火化尸体。

(4)急诊科及收治科室需记录并形成书面报告上报医务部。

(5)诊疗费用：弃婴在医院发生的医疗、护理费用按保健院"三无"人员相关规定处理，急诊科及收治科室对患者检查、治疗及用药情况应按常规进行，不得延误诊疗，亦不得违反诊疗常规进行过度检查及用药。

5. 病案安全应急预案

为最大限度地防止灾害对病案资料可能造成的损害，提高对各种险情的应急救援能力，达到快速、有效救援，减少损失，切实维护病案资料的安全，根据有关规定，结合科室实际工作，特制定本预案。

一、突发事件应急措施

工作时间内，突发事件发生后，第一时间向科室领导或主管院长报告，同时积极组织自救。非工作时间内，第一时间向科室领导和相关部门报告，同时组织院内保安人员自救。

(1)凡发现办公区或库房有异常现象，每个人都有责任立即告知周围其他人员，共同查危险源。如果险情不大自己能处理的，除发出警报外，要立即采取切实可行的办法迅速扑灭险情，保护未受损的病案资料。

(2)凡发现办公区或库房灾险情况较严重，弄不清虚实或估计依靠自身力量不能处理的，应立即发出警报，呼叫抢险救灾工作人员参加抢险。同时采取最有效的行动消除对病案资料的威胁，抢救受损的病案资料。

发现屋顶、地面漏水时，应立即通知后勤维修人员(电话：＿＿＿＿＿＿＿)，查找原因，排除隐患，堵塞漏洞，并采取一切排水措施。同时，组织工作人员转移现场病案资料，并指定人员看管，防止丢失。

发生火灾时，应积极自救，同时立即拨打保卫科电话(电话：＿＿＿＿＿＿＿)或 119报警。待消防人员到达现场后，严格按照现场指挥的要求行动。火灾扑灭后，要组织维修人员迅速检修、恢复各系统设备的正常运行，保洁人员负责清洗打扫现场卫生。

在工作中遇到或发现抢、盗病案事件时，立即向科室领导和保健院保卫科报告(电话：＿＿＿＿＿＿＿)，一时追捕不到犯罪嫌疑人的情况下，要记清其身体特征、相貌、衣着、逃离方向等，同时要记录好被抢、盗病案的病案号和患者姓名等基本信息。

（3）断电时处理措施：

工作中出现断电现象应及时打电话通知后勤保障部门（电话：＿＿＿＿＿＿＿）维修。拔掉复印机、计算机等电器的电源插头，防止供电恢复时电压不稳定损坏机器。

确保办公设备及病案管理软件安全。指定专人对各项病案管理软件进行维护管理，出现问题及时解决，定期对数据库进行备份，机器出现故障而科室内不能解决的，可拨打信息中心（电话：＿＿＿＿＿＿＿）及时维修。

二、突发事件善后处理工作

立即整理、修复病案，降低损失。

根据情况对抢险救灾有功人员进行表彰和奖励，对消极冷漠、贻误战机、不听指挥者给予处分，对有关事故责任人将按有关规定严肃处理。

处理结束后及时总结经验教训，采取有效的整改措施，预防再次发生，并写出总结报告。

三、应急处理流程

发生病案安全应急处理流程如图 3－4 所示：

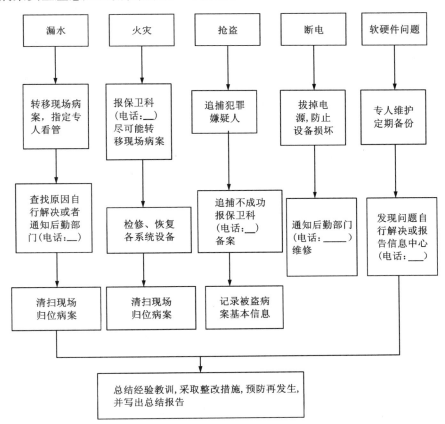

图 3－4 病案安全应急处理流程图

6. 紧急封存患者病历应急预案

一、封存患者病历前的应急预案

(1)当出现纠纷和医疗争议,患者及亲属要求封存病历时,病房要妥善保管好,以免丢失。

(2)医务人员及时准确将患者病情变化、治疗、护理情况进行记录。

(3)医务人员备齐患者的病历资料。

(4)值班医务人员迅速与科主任、护士长、医务部(夜间及节假日与医院总值班)联系。

二、关于封存患者病历的应急预案

(1)发生医疗事故争议时,患者本人或其代理人,提出封存病历申请,提交有效身份证件。

(2)科室向医务部(夜间向医院总值班)报告。

(3)医务部(病案管理科)工作人员与患者或亲属共同在场的情况下封存患者病历。

(4)封存病历地点在病案管理科。

(5)封存的病历在医患双方签字后由病案管理科保管。

(6)如为抢救患者,病历应在抢救结束后6小时内据实补记。

三、应急处理程序

发生患者病历紧急封存处理流程如图3-5所示:

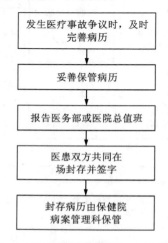

图3-5 患者病历紧急封存处理流程图

7. 病历失窃应急预案

（1）工作原则：预防为主，人人有责。

（2）各临床科室注意保管好本科室在院运行病历，病历柜随时上锁，无关人员不得随意进入医护办公室，出院病历及时归档于病案管理科，防止丢失。

（3）病案库房安装防盗门及监控设施，工作人员进出随时锁门，外人不得入内，医院职工进出需征得病案库管理人员同意，禁止将病历带出病案库。

（4）当发现有病历失窃时，要保护好现场，报告科室负责人和院领导，并拨打110报警。

（5）记录失窃病历的住院号，积极向警方提供线索，配合公安部门破案。

（6）病历找到后，根据电子病历内容仔细清点核对无误后归档，对相关责任人予以教育处罚，总结经验教训，严防再发。

8. 保健院医院感染暴发报告流程及处置预案

为了控制和管理医院感染暴发事件，指导和规范院内各级机构与部门对医院感染（简称院感）暴发事件的应急处置工作，最大限度地降低医院感染对患者造成的危害，保障医疗安全，根据省、部有关院感管理及传染病防治、公共卫生事件应急处理等法律、法规规定，结合实际情况，特制定本预案。

一、成立医院感染暴发事件应急处置领导小组

组长：院长

副组长：分管业务副院长

组员：医院感染管理科、医务部、护理部、检验科、后勤保障部、物资设备部、药学研究部、临床等科室负责人

二、小组职责

（1）负责对本院的医院感染暴发事件成立与否做出最终判断，决定本预案是否启动及预案启动后的事件处置全过程的领导与管理工作。

（2）对实施现场的应急处置方案及具体措施具有决定权。

（3）协调医院各部门的现场应急处置工作，组织现场应急工作所需的各类保障服务，负责监督和管理应急处置过程中的安全防护、疾病防治工作。

三、医院感染暴发预警处置

当临床科室在短时间内发现收治的患者中出现 2 例及以上符合本预案医院感染暴发事件三种类型的医院感染现象时，当微生物室在短时间内（视疾病潜伏期而定）发现某部门 2 名及以上患者分离出药敏结果相似的同一种病原体，或检出特殊的、重要的、多重耐药的病原体时，应视为本院已经进入医院感染暴发事件的预警阶段。

为了把医院感染暴发事件消灭在萌芽状态，避免造成更大的生命财产损失和重大的社会影响，临床科室的医院感染监测医生或微生物室必须按照医院感染控制制度规定的报告程序，立即向医院感染管理科和部门负责人进行报告。同时，相关临床科室的主管医生与护士要认真查找原因，及时采取感染控制措施，防止传播。医院感染管理科在接到报告后，要立即进行初步核实，及时进行有针对性的调查分析，同时协助相关临床科室查找感染发生原因，及时指导消毒隔离，并监督、检查临床执行医院感染控制制度。

四、医院感染暴发事件报告程序

（1）当短时间内出现 3 例以上，符合本预案医院感染暴发事件三种类型的医院感染现象时，临床科室管床医生或责任护士应立即报告科主任，同时报告医院感染管理科，确认后及时报告分管院长，并通报相关部门。

（2）经调查出现 3 例以上医院感染暴发或 5 例以上疑似医院感染暴发事件时，医院应于 12 小时内报告卫生健康行政部门、医院感染质控中心和疾病控制中心。

（3）出现下列情形时，应于 2 小时内报告卫生健康行政部门、医院感染质控中心和疾病控制中心：

①10 例以上的医院感染暴发。
②发生特殊病原体或新发病原体的医院感染。
③可能造成重大公共影响或者严重后果的医院感染。

五、医院感染暴发事件的处理程序

（1）医院感染管理科在接到报告后要立即到现场核查，在确认医院感染暴发后应立即报告医院感染暴发事件应急处置领导小组组员和上级有关部门。

（2）成立调查小组，由分管院长、医院感染控制人员、医院流行病学专家、院感发生部门科主任及护士长、微生物学专业人员、后勤保障部主管等组成，并立即开展工作。

（3）对医院感染暴发病例进行查看，了解病史、核查实验室检查结果，根据不同的感染部位和感染类型，调查组应对所有相关环节进行流行病学调查，采集感染部位、环境、物品等样本进行微生物病原学检测。

（4）调查感染暴发的情况，暴发的原因、流行的起始原因及医院感染传播方式，列出潜在的危险因素。明确感染的部门、人群和病原体，所有的病例均要确诊，与最初制定的感染病例相核对。

（5）根据调查情况，制定和组织落实有效的控制措施，并通知相关部门予以落实。包括为患者做适当的治疗，隔离感染源、可疑感染源或保护性隔离其他患者等，对于接触者分组护理并进行相关消毒处理，必要时可采用暂时停止接收新患者或关闭手术室等措施。并随时调查监测新发病例。

（6）根据感染暴发或流行的调查及控制情况，随时对控制效果进行评价，适时调整相应控制措施，确保控制效果并及时完成调查报告。

（7）微生物室承担相关检测工作，注意保存菌种以备进一步检测分析。法定传染病的菌毒种或特殊的菌毒种要及时送疾病预防控制机构复核、保存。

（8）在医院感染暴发流行事件中遇到设备、药剂、消毒器械等问题时，相关科室要认真配合，积极解决。

（9）及时召开医院感染管理委员会会议，对医院感染暴发趋势进行评估，决定是否启动或终止应急预案。及时组织和协调相关部门提供人力、物力、财力等方面的支持，及时控制医院感染暴发。

（10）遇有医院力量或设备不能解决的问题经领导批准后可以请有关专家会诊或送有关部门检验，协助控制。

（11）医院感染暴发流行控制及应急处理结束后，应及时总结并报告医院感染委员会及院长和（或）相关上级部门等。对事件的概况、现场调查处理、患者的救治及所采取的措施等进行效果评价。对暴发流行中暴露出来的问题进行整改，对相关操作规程和制度进行修改，总结经验教训，制定防控措施，避免类似事件的发生。

（12）责罚：对在暴发事件的预防、报告、调查、控制和处理过程中，有玩忽职守、失职、渎职等行为的，依据有关法律法规追究相关部门负责人和当事人的责任。

（13）预案管理与更新：根据国家的相关法律法规、暴发事件的形势变化和实施中发现的问题及时进行更新、修订和补充。

六、附则

（1）本预案所称医院感染暴发事件是指在医院进行治疗的患者中，短时间内发生3例以上同种同源感染病例的现象。疑似医院感染暴发是指在医院进行治疗的患者中，短时间内发生3例以上临床症候群相似、怀疑有共同感染源的感染病例；或者3例以上怀疑有共同感染源或感染途径的感染病例。

（2）医院感染暴发可分为三种类型：

①某一综合征的暴发。当这种类型的医院感染暴发时，会出现各种不同的感染现象，感染的病原体也可能不相同，但它们都有感染的典型症状，如高热、白细胞增高等。例如，当消毒供应室灭菌不合格时，同一批"无菌包"可能引起患者不同部位的感染。

②某一系统疾病的暴发。当这种类型的医院感染暴发时，只出现一种相同的感染性疾病，例如，短时间内集中出现泌尿系统感染病例现象，感染的病原体也可能不相同，但这种类型的医院感染暴发的源头是一致的。

③某一病原体的暴发。当这种类型的医院感染暴发时，原因是由同种同型的病原菌引起的感染。这类感染的类型可有不同的现象，既有呼吸道感染，也可有手术切口的感染。例

如，耐甲氧西林金黄色葡萄球菌所致感染的流行暴发，可引起患者各个部位的感染。包括某种耐药性质粒在病原体中传播也会导致感染的流行暴发等。

（3）医院感染暴发事件分级：

①特别重大医院感染暴发事件，这是影响或后果特别重大的医院感染暴发事件，这一级别的医院感染暴发事件，由国务院卫生健康行政部门进行认定。

②重大医院感染暴发事件，又称Ⅱ级医院感染暴发事件。这一级别的医院感染暴发事件，由省级以上卫生健康行政部门进行认定。有下列情形之一者属于重大医院感染暴发事件：

a.发生甲类传染病、肺炭疽医院感染病例或传染性非典型肺炎、人感染高致病性禽流感医院感染疑似病例。

b.发生20例及以上的医院感染暴发病例。

c.由于医院感染暴发导致10例及以上人身损害后果。

d.由于医院感染暴发直接导致患者死亡。

e.医院感染暴发事件波及2所以上医疗机构。

f.其他由省级以上卫生健康行政部门认定的其他重大医院感染暴发事件。

③较大医院感染暴发事件，又称Ⅲ级医院感染暴发事件。这一级别的医院感染暴发事件，由市级以上卫生健康行政部门进行认定。有下列情形之一者属于较大医院感染暴发事件：

a.发生10~19例医院感染暴发病例。

b.发生除甲类传染病外的法定传染病医院感染病例。

c.由于医院感染暴发导致3~9例人身损害后果。

d.其他由市级以上卫生健康行政部门认定的其他较大医院感染暴发事件。

④一般医院感染暴发事件，又称Ⅳ级医院感染暴发事件。这一级别的医院感染暴发事件，由县级以上卫生健康行政部门进行认定。有下列情形之一者属于一般医院感染暴发事件：

a.发生5~9例医院感染暴发病例。

b.由于医院感染暴发导致3例以下人身损害后果。

c.其他由县级以上卫生健康行政部门认定的其他一般医院感染暴发事件。

七、医院感染暴发报告及处置流程

医院发生感染暴发应急处理流程如图3-6所示：

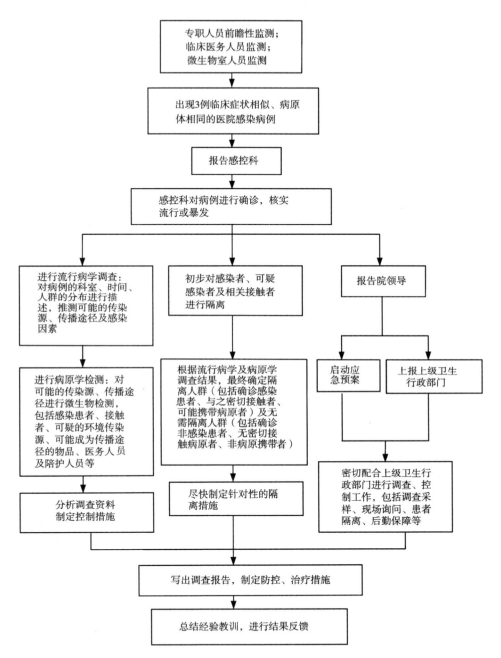

图 3 - 6 医院感染暴发报告及处置流程图

9.医务人员职业暴露处置流程及应急预案

医务人员职业暴露是指医务人员在从事诊疗、护理活动过程中接触有毒、有害物质，或传染病病原体，从而损害健康或危及生命的一类职业暴露。又分为感染性职业暴露、放射性职业暴露、化学性(如消毒药物、某些化学药品)职业暴露及其他职业暴露。为保障保健院医务人员及相关工作人员在医疗工作中的安全，为有效预防因职业暴露引起的感染性疾病、放射性疾病、化学药物损害等情况，特制订应急预案。本预案特指感染性职业暴露的预防和控制。放射性和化学性职业暴露详见放射防护相关应急预案及化学危险品溢出与暴露应急预案。

一、防范措施

(1)血源性病原体职业接触发生职业暴露后的管理：医院职工由院感管理科管理；外包公司人员由监管的部门管理；涉及职工医保及职工福利待遇的由医保农合办及人力资源部管理。

(2)预防措施：

①医务人员在工作中应当遵照标准预防的原则，对所有患者的血液、体液及被血液、体液污染的物品均视为具有传染性的病原物质，医务人员接触这些物质时，必须采取防护措施。

②医务人员在进行有可能接触患者血液、体液的诊疗、实验和护理操作时必须戴手套，手部皮肤发生破损时必须戴双层手套。

③在诊疗、护理、实验操作过程中，有可能发生血液、体液飞溅到医务人员的面部时，医务人员应当穿戴具有防渗透性能的口罩、防护眼镜、面罩；有可能发生血液、体液大面积飞溅或者有可能污染医务人员的身体时，还应当穿戴具有防渗透性能的隔离衣或者围裙。

④医务人员在进行侵袭性诊疗、护理、实验操作过程中，要保证充足的光线，并特别注意防止被针头、缝合针、刀片等锐器刺伤或者划伤。

⑤使用后的锐器应当直接放入耐刺、防渗漏的利器盒，以防刺伤。禁止将使用后的一次性针头重新套上针头套。禁止用手直接接触使用后的针头、刀片等锐器。

⑥接触呼吸道传染病患者时，必须遵循标准预防原则，正确穿隔离衣、戴护目镜和N95型口罩。

⑦可能接触感染源的高危科室工作人员，可根据自愿接种的原则进行相应疫苗的接种，保健院职工的费用由保健院承担，外包公司人员及其他人员的费用由相应管理部门承担。

二、感染性职业暴露后应急处理措施

(1)现场紧急处置：保持镇静，快速反应，就地处置，采取积极有效措施，避免或减轻对暴露人员的身体健康的损害或防止损害进一步扩大。

①迅速、敏捷地脱去被污染的手套、帽子、口罩、手术衣等。

②如有伤口，应当在伤口旁轻轻挤压，尽可能挤出损伤处的血液，禁止对伤口进行局部挤压。

③用肥皂液或流动水清洗被污染的皮肤、眼部等黏膜时，应当用大量 0.9% 氯化钠溶液反复冲洗干净。

④受伤部位的伤口冲洗后，应当用消毒液。如 75% 乙醇或碘酊溶液进行消毒、包扎处理。

⑤若伤口较大需要包扎时，到门(急)诊进行缝合包扎处理。

(2)发生血源性传染病(乙肝、丙肝、HIV 等)暴露后，根据情况采取的预防处理措施详见附件3。

三、登记报告

(1)上报：工作人员发生职业暴露后，向本科室部门负责人(医生向科主任、护士或工勤人员向护士长)及院感管理科报告。

(2)发生感染性职业暴露后，填写《妇幼保健院医务人员(血液、体液)职业暴露登记表》，并交由院感管理科(电话：_____)，科室需留档一份。如需工伤鉴定或报销费用等还需填写事情发生经过及处理等内容。

四、评估及处理

1. 医务部、院感管理科、护理部等参与评估并指导处理

(1)首先确定患者是否具有血源性传染病(乙肝、丙肝、HIV 等)，如未进行检测须立即采集患者血液进行检查。

(2)在锐器伤处理过程中，院感管理科为锐器伤当事人提供咨询，保健院提供相应的检查、疫苗、预防药物(HIV 预防用药由疾病控制中心提供)。督促其按时进行疫苗接种和追踪检测，按时服用药物，配合医生进行定期监测随访。随访时为职业暴露者提供咨询，必要时请心理咨询科医生帮助其减轻紧张、恐慌心理，稳定情绪。锐器伤处理流程详见附件4。

(3)医院和有关知情人应为当事人严格保密，不得向无关人员泄露当事人的情况。

2. 检查

(1)医院感染管理科接到报告后，询问发生职业暴露者的暴露情况、暴露等级等情况，为暴露者开具乙肝、丙肝、梅毒、HIV 及肝功能等检验单。

(2)发生职业暴露后的人员至下一个复诊周期需开具相关检验单时(如 1 个月、3 个月、6 个月等)，可于医院感染管理科开具相应检验申请单再到检验科采血检验。

3. 预防用药及费用报销

(1)暴露源为 HIV 的职业暴露人员，经医院感染管理科评估、建档后，如需预防性治疗，需向当地疾病预防控制中心报告，领取药物并登记、检测、随访。遵循《职业暴露感染艾滋病病毒处理程序规定》。

(2)需要进行乙肝免疫球蛋白及乙肝疫苗等接种的职业暴露人员到儿童保健科进行注射

和接种。

（3）因为发生职业暴露后需检查或预防用药（疫苗、免疫球蛋白等）所产生的费用，经医院感染管理科核对相关数量和费用后，上报分管副院长、财务科主任审核签字后给予报销。

（4）医保政策规定工伤快报的时限为3个工作日内，因此牵涉到工伤的务必按时处理，并2天内到医保农合办办理相关手续以免耽误工伤申报，因个人原因逾期未办理，可能影响工伤申报的后果由个人承担。

4. 培训教育

按《医院感染管理办法》的要求，对本院职工、外包公司人员、患者及探陪人员、进修生、实习生等开展消毒隔离技术、职业卫生与安全防护等培训。

附件3：血源性病原体职业暴露后预防措施

1. 患者 HBsAg（＋）

（1）受伤医务人员 HBsAg（＋）或 Anti－HBs 抗体滴度＞10 mIU/mL，不需注射疫苗或 HBIG（乙肝免疫球蛋白）。

（2）受伤医务人员 HBsAg（－），Anti－HBs（－）或 Anti－HBs 抗体滴度＜10 mIU/mL，24 小时内注射 HBIG 并注射疫苗（按0，1，6 个月间隔），在最后一剂疫苗接种1～2 个月之后监测 GOT，GPT，HBsAg，Anti－HBs，Anti－HBc。

2. 患者 HCV 抗体（＋）

受伤者 HCV 抗体（－），如想早期诊断丙型肝炎病毒感染，应在发生暴露后第3～6 周内检测丙型肝炎抗体，第4～6 个月之后进行丙型肝炎病毒 RNA 和丙氨酸转氨酶基线等检测以确定是否感染 HCV，并咨询感染科医生进一步的处理办法。

3. 患者 HIV 抗体（＋）

受伤医务人员 HIV 抗体（－），需经过专家评估，如果存在用药指征，则应当尽可能在最短的时间内（尽可能在2 小时内）实施预防性用药，最好不超过24 小时。若超过24 小时，也建议实施预防性用药。用药疗程一般为连续服用28 天。发生暴露后应开展艾滋病病毒追踪检测，包括在接触后的第4 周、第8 周、第12 周及第6 个月对艾滋病病毒抗体进行检测，对服用药物的毒性进行监测和处理，观察和记录艾滋病病毒感染的早期症状等。

4. 患者 TP 抗体（＋）

受伤者立即行梅毒血清学检查。予苄星青霉素240 万单位肌注，每周一次，连续2～3 次。对青霉素过敏者，可选用红霉素、头孢曲松等。

5. 患者无血源性传染病

无须处理，只需要密切追踪观察。

附件4：锐器伤处理流程

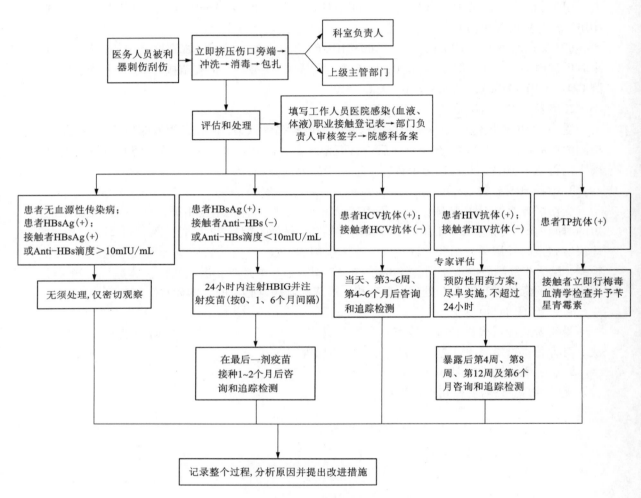

图 F3－1　锐器伤处理流程图

10. 医院突发传染病事件应急预案

为规范医院突发传染病事件的应急处理，有效预防、及时控制和消除突发公共卫生事件的危害，保护人民群众健康和生命安全。医院根据《中华人民共和国传染病防治法》的规定，建立健全院内突发传染病事件的应急处理组织机构，成立领导小组，正确指挥，快速反应，积极应对。结合院内实际情况，特制定本预案。

一、组织机构

成立突发传染病防治领导小组，下设防治办及各工作组（医疗救治组、技术专家组、消毒监控组、供应保障组）。各小组组员应遵循"集中领导，部门配合；依法防控，科学应对；预防为主，防治结合；群防群控，分级负责"的原则，完成院内突发传染病的应急处置工作。

1. 防治领导小组

组长：院长

副组长：业务副院长

组员：其他院领导

2. 防治办

主任：业务副院长

副主任：医务部主任、院感管理科主任

组员：医务部及院感管理科人员

3. 医疗救治组

组长：业务副院长

副组长：医务部主任、护理部主任、院感管理科主任

组员：相关专业的医师、护士

4. 技术专家组

组长：业务副院长

组员：相关专业的主任医师或副主任医师

5. 消毒监控组

组长：院感管理科主任、护理部主任

组员：护士长

6. 供应保障组

组长：主管后勤副院长

副组长：后勤保障部主任、药学研究部主任、物资设备部主任

组员：院办公室主任、药学研究部、物资设备及后勤保障人员

二、工作职责

（1）防治领导小组：负责指挥全院的防治工作，组织专家制定实施方案；抓好疫情监测和信息管理；全面协调和指导患者救治；指挥各部门确保物资供应；落实上级部门精神开展应急处置。

（2）防治办：办公室设院感管理科，掌握全院每日疫情动态及上报，组织实施排查和治疗，制定和落实紧急预案工作；有效落实上级及保健院的各种指示、命令，监督执行并及时反馈。监督工作质量、消毒隔离等措施的落实、负责人员技术力量调配。

（3）医疗救治组：负责疑似病例的排查，疑似和确诊病例治疗和危重患者转院前的抢救任务。

（4）技术专家组：负责对全院医务人员进行培训，制定实施方案，指导疑似和确诊病例治疗和危重患者的抢救。

（5）消毒监控组：制定相关制度及操作程序，规范工作流程，负责全院的消毒隔离、防护措施的督导、院感质量的监控。

（6）供应保障组：保证各种物资、设备、场地、药品供应，满足临床需求，保证全院安全，维持院内秩序。

三、风险预测与预警

（1）根据医疗机构、疾病预防控制机构等单位提供的监测信息，按照突发传染病的发生、发展规律和特点，及时分析其对人民群众身心健康的危害程度、可能的发展趋势，及时做出相应级别的预警。

（2）密切关注国内外突发传染病疫情信息动态，做好疫情预测、预警，开展疫情风险评估。

（3）及时向省卫生健康委员会、当地疾控部门汇报本院疫情，并通过院内公告信息向全院公布突发传染病在全国、本省、本市、本院的疫情发展趋势，必要时召开紧急会议，协商解决突发传染病事件。

（4）配合各级疾控部门开展突发传染病监测，掌握国内外突发传染病流行趋势。

（5）预案分级。

根据疫情的发生程度、波及范围、传播方式及发展趋势，将疫情划分为一般（Ⅳ级）、较大（Ⅲ级）、重大（Ⅱ级）和特别重大（Ⅰ级），依次用蓝色、黄色、橙色和红色进行预警，分别实行Ⅳ级、Ⅲ级、Ⅱ级和Ⅰ级应急反应。由于传染病诊疗非院内执业范围，因此院内不收治该类患者。

突发传染病各阶段由国家、卫生行政部门组织有关专家判定疫情的分级、预警和相应的应急反应。院内将严格按照省市卫生健康委员会突发传染病医疗应急领导小组确定的级别启动相应的应急反应程序。

①Ⅳ级：国内发生疑似或确认突发传染病疫情，启动Ⅳ级预案。门诊发热患者筛查，不收治确诊患者（定点保健院收治），但要做好人员安排和药品、物资储备（口罩、一次性帽子、

乳胶手套、一次性隔离衣、防护服、防护眼镜、面罩等)。

②Ⅲ级:本省有疫情流行且出现病例,启动Ⅲ级预案。设立隔离区,医院进行门诊发热患者筛查,收治、观察密切接触者,不收治确诊患者,确诊患者由定点保健院统一收治。在Ⅳ级预案的基础上适当增加药品、物资储备,合理调配医务人员。

③Ⅱ级:本省疫情大流行,启动Ⅱ级预案。设立隔离区,医院进行门诊发热患者筛查,为发热门诊的人员提供预防性治疗,按照国家有关政策接种相应传染病疫苗;药品储备、物资储备适量增加。

④Ⅰ级:世界性或国内疫情大流行、国家依法临时征用院内收治患者,启动Ⅰ级预案。医院进行门诊发热患者筛查,做好收治突发传染病患者的准备。药品储备:为发热门诊的所有人员提供预防性治疗;全院进入紧急状态,医务部、护理部对医务人员进行合理配置,要兼顾不同患者的特点。药品储备、物资储备需要大量增加。

(6)在疫情流行期间,如果出现突发情况,例如,短时间内医院涌入大量类似、相同症状患者,医院应立即向卫生行政部门汇报,由卫生行政部门统一调配患者转院、诊治。

四、医疗救治

(1)门诊预检分诊的管理:在门诊大厅入口设立预检分诊台,开放发热门诊。预检分诊台的医务人员切实加强就诊患者的监测,如发热(体温≥38℃)、咳嗽等流感样症状患者、不明原因的肺炎患者、符合监测病例指征的患者,详细询问流行病学史,发现可疑患者,特别是发病前7日内接触可疑动物(如禽类、猪等)的患者,医务人员应当说服患者戴一次性外科口罩,及时向发热门诊分诊。

(2)严格实行首诊负责制:首诊医生要仔细询问流行病学史,仔细检查,并认真记录。所在科室发现疑似病例由主任初步确认和排查,不能做出诊断时经首诊科室申请并请医务部组织专家会诊。

(3)值班与联络:所有组织机构人员在本应急预案启动后至终止之前均保持24小时通信通畅。正常上班时间行政值班由院感管理科(电话:_____)负责,非上班时间由医院总值班(电话:_____)负责。

(4)加强管理密切接触者、监测病例、疑似或确诊患者:对监测病例、疑似或确诊的患者及密切接触者进行隔离与适当的治疗,具体措施应根据卫健委发布的相应病种诊治规范文件制定。

(5)加强标本采集:对所有疑似患者均需采样,由当地疾病控制中心采集血液、咽拭子或大便等标本进行病原学检测。

(6)加强疫情报告:对所有疑似患者均报告医院院感管理科,由院感管理科统一上报当地疾病控制中心(电话:_____)。任何部门和个人不得隐瞒、缓报和漏报疫情。

(7)加强防护隔离,防止发生医院感染:对于疑似患者或确诊患者进行隔离并佩戴外科口罩;医务人员做好个人防护,加强标准预防及手卫生,接诊患者前后应洗手或使用快速手消毒剂进行手消毒;必要时穿隔离防护衣、佩戴护目镜和防护口罩;对发热门诊等诊疗区域应保持良好的通风并及时清洁、消毒。

(8)在确认医院各种资源不能维持医疗需求时,应及时向卫生行政部门

（电话：_____）请示报告，安排患者转至定点收治医院。

（9）培训与演练：由防治办组织专家，采取网上培训、大会培训和科室内部培训等形式对全院医务人员进行防控知识的培训，对防治办全体工作人员和医疗救治组、技术专家组人员进行穿（脱）隔离防护衣、戴口罩、戴帽子的培训与演练。

五、医院突发传染病事件报告流程

医院突发传染病事件应急处理流程如图 3 - 7 所示：

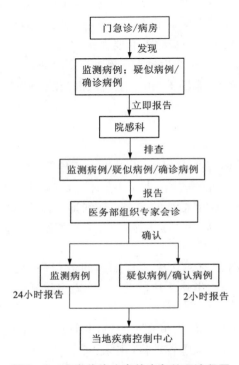

图 3 - 7　突发传染病事件应急处理流程图

11. 药学制剂部应急预案

药学制剂部突发应急事件领导小组

一、组织机构

成立以药学制剂部主任为组长的药学制剂部突发应急事件领导小组，领导小组统一服从保健院的指挥。

组长：药学制剂部主任

组员：各班组长

领导小组下设 3 个专业小组，分别为配制组、药检组、综合组。药学制剂部其他工作人员在各部门留存联系电话，确保随时联系，随时到位，服从领导小组的指挥。

二、工作职能

1. 领导小组

领导小组制订、审核科室突发事件应急预案及突发应急事件相关目录；负责突发事件中与制剂相关事项的指挥部署，包括药品供应、人员组织，各组工作人员的重新定岗、人员调配等；根据突发事件的性质，审核救治药品的剂型、数量等。

2. 配制组

配制组由主管配制的组长负责，服从领导小组的指挥，积极配合。

从多渠道获取原辅料信息，根据制剂配制工艺流程，在采购过程中保证医院制剂供应；保证医院制剂品种齐全，数量充足。并注意储备医院制剂适时更新、补充，确保质量和数量。

3. 药检组

药检组由主管药检的组长负责，服从领导小组的指挥，积极配合。

进行医院制剂原辅料、半成品、成品的检验工作，执行与医院制剂检验相关其他的临时性任务；为确保医院制剂质量，对生产车间、水、空气等进行常规检查。对药检室的精密仪器进行常规校验，确保检验的可靠性。

4. 综合组

综合组由主管综合的组长负责，服从领导小组的指挥，积极配合。

(1)负责药学制剂部制剂生产和检验设备设施的常规维护保养。

(2)负责对制剂生产环境污水处理、食堂常规管理，确保药学制剂部生活生产正常有序。

突发事件范围

一、突发公共事件应急处置

(1)突发公共事件发生后，按照医院的统一部署，药学制剂部突发应急事件领导小组组长或副组长负责立即通知小组所有组员待命，小组组员按要求迅速赶到指定地点，并使通信工具保持畅通；根据突发公共事件的特性积极做好药品生产和药品供应保障工作，各部门无条件优先支援。随时了解各种事件的发生及发展情况，共同搞好应急工作。

(2)突发公共事件处置流程图(图 3 - 8)：

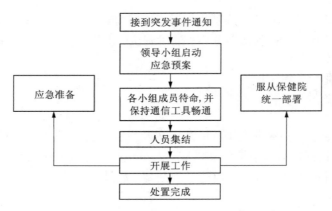

图 3 - 8　突发公共事件应急处置流程图

二、危险化学品专项应急预案

药学制剂部有甲醇、乙醇、乙酸乙酯、正丁醇、石油醚、丙酮、乙酸、甲醛、二氯甲烷等危险化学品，因控制不当、操作失误、设备故障、腐蚀及管理不善等原因易造成危险化学品泄漏引起人员中毒窒息、火灾爆炸、灼烫及环境污染等事故。

（一）应急救援步骤

一般事故通常因设备的微量泄漏而引起，可由岗位操作人员巡检等方式及时发现，并通过采取相应措施，予以处理。重大事故通常因生产操作失误，自然灾害或外界因素等引起，操作人员虽能及时发现但一时难以控制，极有可能造成人员伤亡或其他危害，波及范围较广。

当发生事故时应采取以下应急救援措施：

1. 汇报和预案处理

（1）事故最早发现者应立即向事故发生岗位的相关岗位人员、组长、主任报告。当班人员应以事故发生岗位人员为主尽一切力量切断或隔离事故源，同时以最快速度向组长和主任报告。特殊情况可直接报告相关职能部门或医院领导，呼叫火警119，医疗急救电话120。报告内容应包括事故部门、事故发生的时间、地点、化学品名称和泄漏程度、事故性质（外溢、爆炸、火灾）、危险程度、人员伤亡情况和报告人姓名及联系电话等。

（2）事故部门领导到场后应迅速组织部门力量查明事故发生的源点、部位和原因，凡能经切断物料或排料倒槽处理而消除事故的，则以自救为主。如果本部门不能控制的事故，应立即向医院领导报告，医院领导接到报告后应立即决定是否启动应急救援预案，并立即成立应急救援指挥部，组织堵漏或抢修等救援工作。各部门接到报警后应以最快速度赶往现场，参与指挥抢险工作。

（3）夜间发生事故，事发部门应向值班领导、所在岗位直接领导报告。由值班领导迅速同当值人员尽一切力量进行事故控制和事故处理，并视情况迅速成立应急救援指挥体系，要求迅速组织有关人员到场组织事故处置和落实检修任务。

（4）现场总指挥应根据事故发展情况，及时向上级领导汇报，当保健院应急能力无法控制事态时，向市政府汇报，请求支援。

2. 应急处理

应急指挥中心人员到场后，各小组迅速展开应急救援工作：

（1）患者现场救护。

在事故现场，化学品对人体可能造成的伤害为中毒、窒息、化学灼伤、烧伤等，进行急救时，不论患者还是救援人员都需要进行适当的防护。

现场急救注意事项：选择有利地形设置急救点；做好自身及患者的个体防护；防止发生继发性损害；应至少2人为一组集体行动，以便相互照应；所用的救援器材需具备防爆功能。

当现场有人受到化学品伤害时，应立即进行以下处理：迅速将患者脱离现场至空气新鲜处。

呼吸困难时给氧；呼吸停止时立即进行人工呼吸；心脏骤停，立即进行胸外按压。

皮肤污染时，脱去污染的衣服，用流动清水冲洗，冲洗要及时、彻底、反复多次；头面部灼伤时，要注意眼、耳、鼻、口腔的清洗。

当人员发生冻伤时，应迅速复温。复温的方法是采用40℃～42℃恒温水浸泡，使其温度提高至接近正常；在对冻伤的部位进行轻柔按摩时，应注意不要将受伤处的皮肤擦破，以防感染。

当人员发生烧伤时，应迅速将患者衣服脱去，用流动清水冲洗降温，用清洁布覆盖创伤面，避免创伤面被污染；不要任意把水疱弄破。患者口渴时，可适量饮水或含盐饮料。

经现场处理后，应迅速护送至保健院救治。

注意：急救之前，救援人员应确定患者所在环境是安全的。另外，口对口的人工呼吸及冲洗污染的皮肤或眼睛时，要避免进一步受伤。

（2）泄漏控制。

泄漏处理注意事项：

进入泄漏现场处理人员必须佩戴必要的个人防护器具，轻微泄漏可带过滤式防毒面具，否则应带空气呼吸器、防化服等专用器具。

急需其他部门提供救援物资、辅助设施协助救援时，应及时与相关部门联系，并做好水、电、照明等条件的联系协调工作。

危险目标一旦发生泄漏事故，在场人员应沉着、冷静、全力以赴，做到准确指挥，密切配合。

若泄漏并不很大，人能近前，则可用湿棉絮、棉布绑扎进行暂时堵漏。

若泄漏量大，人难以靠近，则应穿戴空气呼吸器、防化服，用水枪掩护查明泄漏部位。

泄漏后的处置：

①对不易挥发的危险化学品如硫酸泄漏，应迅速堵截、收容，防止外流，尽量控制蔓延区域。对堵截到的泄漏物，可用泵或人工抽吸的办法将其收容。对微量泄漏可用水冲稀后安全排放，或用沙子、泥土、不燃烧吸附材料、中和材料等吸收中和后统一进行填埋、焚烧破坏或生化处理等。

②对易挥发的甲醇、甲醛、乙酸泄漏，为减少其挥发对大气的污染，采用消防水带向其蒸汽云喷射雾状水，尽可能加速气体向高空安全地扩散。为降低物料向大气中蒸发的速度，在此过程中，将产生大量被污染的水，因此应迅速关闭事故排放阀或采取其他方式进行围堤

堵截，统一收容进行中和等处理，合格后排放。

（3）火灾处理。

在火灾尚未扩大到不可控制之前，应立即使用适当的移动式灭火器进行控制灭火。若泄漏未被有效控制的，则灭火的同时，应立即按照前述泄漏控制的方法，切断进入火灾现场的一切物料，并迅速启用附近现有的各种消防设施扑灭初期火灾和控制火源，防止火灾进一步扩大。

若火灾扩大较快，有不可控制之势，则应组织精干力量切断隔离火灾源点，义务消防队员要及时采取平时演练的技术方法进行有效灭火攻坚，必要时可向槽内通泡沫灭火剂等，同时向公司相关部门、应急救援指挥部报告，呼叫119增援。

为防止火灾危及相邻设施，必须及时采取隔离、冷却保护、设立防火沟等措施，并迅速转移受火势威胁的物资。若火灾造成产品、原料外流，必须设法拦截、导流、收集漂流的物料，将其安全处置。尽一切办法破坏和控制火焰向危险区域、下水道蔓延。

灭火后，仍要有专人监护，消灭余火。各应急救援人员在事故处理时也应保护事故现场，以便事故调查。

①可燃气体着火。

应立即切断气源，如果气源是压力容器或压力管道，应在与火场切断后设法卸掉压力；如果气源是高温设备或高温管道，应立即喷水冷却；如果气源是压缩机，应立即切断电源并设法卸掉压力。如果火势不大，管口可用湿麻袋、石棉布扑压或使用蒸汽、二氧化碳、干粉灭火机。

在扑救过程中应特别注意的是：在卸压排空时注意风向，防止放空、排污等增加火场可燃气体的量，导致火焰蔓延；防止形成负压，造成爆炸。

扑救气体火灾的基本方法：

a.因气体泄漏引起的火灾，切忌盲目灭火，首先是控制火灾的蔓延，积极抢救患者和被困人员。如果在扑灭周围火势或冷却储罐过程中不小心把火扑灭了，在没有采取堵漏措施的情况下，应用长点火棒点燃，使其恢复稳定燃烧。否则泄漏的气体与空气形成爆炸混合物而爆炸，后果将更加严重。

b.对于压力容器，能够疏散的要在水枪的掩护下疏散到安全地带；不能疏散的要用足够的水冷却，以防爆炸；对卧式储罐，应在储罐四侧角对射冷却。

c.泄漏着火，应及时找到泄漏阀门，如果阀门完好时立即关闭，火会自动熄灭。当阀门损坏时，应及时判断气压或泄漏口的大小及形状，准备好堵漏材料（软木塞、橡皮塞、气囊塞、黏合剂、弯管工具等）。

d.堵漏准备就绪后，即可扑灭火势，火扑灭后及时堵漏，这时要继续用水冷却储罐，并用雾状水稀释和驱散泄漏的气体。

e.如果一次堵漏失败，再次堵漏需要一定时间，这时要用点火棒将泄漏处点燃，并准备再次灭火堵漏。

f.如果漏口大无法堵漏时，将火控制在泄漏处，用水冷却储罐，让燃气烧尽为止。

g.泄漏着火，只要判断阀门还有效，可以先灭火再关阀门，一旦发现阀门无效，一时又无法堵漏时，应立即点燃恢复稳定燃烧。

h.现场指挥员应密切注视火场各种危险征兆，一旦发现安全阀火焰变亮耀眼、尖叫、晃动等爆炸征兆时，立即下达撤退命令，现场人员要迅速撤到安全地带。

②扑救易燃液体的基本方法。

a.首先切断火灾蔓延的途径，冷却和疏散受火势威胁的密闭容器和可燃物，如液体流淌时，及时筑堤(或用围油栏)拦截或挖沟导流。

b.比水轻又不溶于水的液体(甲醇、乙醇、甲醛等)，应用普通蛋白泡沫或轻水泡沫灭火。比水重又不溶于水的液体可以用水或泡沫灭火，并不断用水冷却罐壁。

c.具有水溶性的液体(醇类、酮类等)理论上讲可以用水扑灭，但需大量的水，易使液体溢出流淌；而普通泡沫又会受到水溶性液体破坏，因此最好用抗溶性泡沫扑灭；也可用干粉灭火。

d.对于液体储罐或管道泄漏起火，在切断火灾蔓延时，迅速关闭阀门，如阀门已坏，应迅速备好堵漏材料，将火扑灭后迅速堵漏，一次堵漏失败可连续堵漏，与可燃气体不同的是不必点燃泄漏处液体。

3.人员紧急疏散、撤离方案

(1)甲醛等泄漏时。

①当甲醛、丙酮或丙醇等发生泄漏时，由操作班长、车间相关负责人及时通知附近岗位、车间人员做好应急准备，佩戴好个体防护用品。同时迅速将污染区与事故应急处理无关的人员撤离。必要时，应视事故危急情况及波动范围下达紧急疏散命令，并立即启用高音喇叭播放通知，通知泄漏周围相关单位人员和周边居民朝泄漏区上风方向疏散撤离。

②由现场保卫疏散组对泄漏事故现场周围设岗，划分禁区并加强警戒和巡逻检查。除消防、应急处理人员及必须坚守岗位人员外，其他人员禁止进入警戒区。

③由技术组和环保处理组查明现场有害气体浓度和扩散情况，根据当时风向、风速，判断有害气体扩散的方向和速度，并对泄漏下风口区域进行监测，确定结果。监测情况及时向应急救援指挥部报告。

④现场保卫疏散组立即通知泄漏区周围相关单位和周边区委会负责人组织其职工、周边居民进行疏散。疏散时，指定专人引导和护送疏散人员至泄漏区上风方向的安全区，并在疏散或撤离的路线上设立哨位，指明方向。同时做好人员的清点和安置工作。安全区由应急救援指挥部负责指定地点。

⑤泄漏区域内严禁火种，严禁在场人员开通手机等可能产生静电火花的通信工具或设备。

(2)撤离方式、方法。

①事故现场和非事故现场人员：根据应急救援指挥部下达的紧急疏散命令，由当班组长组织职工佩戴好个体防护用品，对职工进行清点，并组织撤离，根据当时风向，尽量绕行至安全地点。

②抢救人员在撤离前、后的报告：应急救援人员在撤离前应向应急救援指挥部汇报事故现场的状况及应急处理情况，撤离后对抢救人员进行清点并向应急救援指挥部报告。

4.危险区的隔离

事故发生后，应急救援指挥部根据化学品泄漏情况或火焰辐射热所涉及的范围建立隔离区(根据危险化学品事故的危害范围和程度与危险化学品事故源的位置划分事故中心区、事故波及区和事故可能受影响区，并根据情况分别建立隔离区。事故中心区即距事故现场

0~100米的区域，此区域危险化学品浓度高，有危险化学品扩散，并伴有爆炸、火灾发生，建筑物设施及设备损坏，人员急性中毒；事故波及区即距事故现场100~500米的区域，该区域空气中危险化学品浓度高，作用时间较长，有可能发生人员或物品的伤害或损坏；受影响区域是指事故波及区外可能受影响的区域，该区可能有从中心区和波及区扩散的小剂量危险化学品危害），并在通往事故现场的主要干道上实行交通管制。隔离区域的边界应设警示标志并有专人警戒，除消防、应急处理人员及必须坚守岗位的人员外，其他人员禁止进入隔离区，泄漏溢出的化学品为易燃品时，区域内应严禁火种。

5. 现场保护与现场洗消

（1）发生重伤、死亡和其他重大事故的单位负责人，要保护好事故现场，因抢救患者和防止事故扩大，需要移动现场物件时，应尽可能先作出标志、拍照、详细记录和绘制事故现场图。清理现场应在有关政府部门同意后进行。

（2）事故现场洗消工作由人员抢救和事故抢救专业组进行。

（3）事故救援污水一律排入事故应急池引至污水处理池处理后达标排放。

（二）应急救援要求

（1）现场指挥和各专业队伍之间应保持良好的通信联系。

（2）对具有易燃、易爆危险的物质大量泄漏时，救援必须讲究及时、科学、有效，应使用防爆型器材和工具，应急救援人员不得穿带钉的鞋和化纤衣服，手机关闭；杜绝一切产生火花的作业。

（3）救援人员在事故区域处理事故时，必须准确选用、佩戴个人防护用品，正确使用安全消防器材。

（4）事故现场警戒标志必须明显，严防无关人员入内。

（5）各类车辆行驶和停放应服从安排。

（6）重大化学事故发生后，事故部门在及时组织抢险救援工作的同时，要对事故现场实行严格保护，防止与事故有关的物品、文件数据等证据被随意挪动、损坏，须移动现场物件的，应作出标志，保护好现场重要的痕迹、证物。

（7）重要岗位应长期配备化学事故应急救援药品，并确保好用。

三、自然灾害专项应急预案

自然灾害是指给人类生存带来危害或损害人类生活环境的自然现象，包括洪涝、干旱灾害，台风、冰雹、暴雨雪等气象灾害，火山、地震灾害，山体崩塌、滑坡、泥石流等地质灾害，风暴潮、海啸等海洋灾害，森林草原火灾和重大生物灾害等自然灾害。

根据本地区自然条件，最可能发生的自然灾害事故：雷电、暴风雨、冰雹等气象灾害；地震等地质灾害。

1. 重大自然灾害提前预告

当重大自然灾害提前有预告时，迅速联系降低危险化学品的库存，并视情况进行减量生产或停车处理，根据灾害的危险程度进行处理：

（1）如遇到较大地震警报，迅速将液体甲醛、甲醇等储藏库存尽可能降到0，同时各系统停车置换。

（2）如遇到较大暴风雨警报，迅速将危险化学品库存尽量降低，同时系统减量生产，随时准备停车处理，若伴有暴雨警报，并增加防雨设施如油布、防洪沙袋、潜水泵等。

（3）当重大灾害无事前预告，突然来临时，各岗位迅速视情况进行减量生产或停车处理，当重大灾害无法控制后果时，各岗位紧急停车处理后妥善进行疏散撤离。

2. 暴风雨应急处置

暴风雨前根据天气预报或实际天气变化，及时清通各防洪排水沟渠，保证防洪设备正常备用。如果发生暴风雨，可能造成洪涝灾害时，公司安排人员在易造成洪涝灾害的重点位置现场值守，并用沙包筑坝，防止洪水进入生产场所。

3. 雷电应急处置

（1）当接到雷电预警时，安排人员在各开关站、配电室做好跳闸应急准备。

（2）危险化学品库将危险化学品库存尽量降低，同时通知各岗位做好停车准备。

（3）防雷电伤害应急要点：

①注意关闭门窗，室内人员应远离门窗、水管、煤气管等金属物体。

②关闭家用电器，拔掉电源插头，防止雷电从电源线入侵。

③在室外，要及时躲避，不要在空旷郊外停留。在空旷的郊外无处躲避时，不要跑动，不要打雨伞等物件，应尽量寻找低洼处（如土坑）藏身，或双脚并拢，就地蹲下。

④远离孤立的大树、高塔、电线杆、广告牌等。

⑤立即停止室外活动。

⑥如多人聚集室外，勿相互挤靠，防止被雷击中后电源互相传导。

⑦在户外不要使用手机。

⑧对被雷击中人员，应立即采用心肺复苏术抢救。

4. 地震应急预案

在接到市抗震救灾指挥部发布的破坏性地震临震警报后，应急组织机构迅速起动，进入临震紧急状态。

根据震情预报、建筑物抗震能力及周围工程设施情况，组织人员、设备仪器、货物的避震疏散。

根据震情预报和发展情况，通知将危险化学品消化，库存降至最低，压力容器泄压，切断电源、水源。

储备必要的抗震救灾物资。

抢险组赶赴灾害现场抢救被埋压人员，进行工程抢险和消防灭火。

建立临时医疗点抢救患者；采取消毒和保证饮用水、食品卫生等措施，防止和控制传染病的暴发流行。

四、触电事故专项应急预案

（一）触电事故类别

人的身体直接接触电源，简称触电。触电伤害的主要形式可分为电击和电伤两大类。

人体能感知的触电跟电压、时间、电流、电流通道、频率等因素有关。譬如人手能感知的最低直流为5毫安（毫安感觉阈值），对60赫兹交流的感知电流为1~10毫安。

随着交流频率的提高，人体对其感知敏感度下降，当电流频率高达15～20千赫兹时，人体无法感知电流。

1. 电击

电击指电流通过人体内部器官时，破坏人的心脏、肺部、神经系统等，使人出现痉挛、窒息、室颤、心脏骤停甚至死亡。触电时间越长，人体的损伤越严重。低电压电流可使心跳停止（或发生心室颤动），继之呼吸停止。高压电流对中枢神经系统强力刺激，先使呼吸停止，再随之心跳停止。电击是最危险的一种伤害，绝大多数（85%以上）的触电死亡事故都是由电击造成的。

电击的主要特征有以下几点：

（1）伤害人体内部。

（2）低压触电在人体的外表没有显著的痕迹，而高压触电会产生极大的热效应，导致皮肤烧伤，严重者皮肤会被烧黑。

（3）致命电流较小。

按照发生电击时电气设备的状态，电击可分为直接接触电击和间接接触电击：

直接接触电击：直接接触电击是触及设备和线路正常运行时的带电体发生的电击（如误触接线端发生的电击），也称为正常状态下的电击。

间接接触电击：间接接触电击是触及正常状态下不带电，而当设备或线路故障时意外带电的导体发生的电击（如触及漏电设备的外壳发生的电击），也称为故障状态下的电击。

2. 电伤

电伤是指电对人体外部造成局部伤害，即电流的热效应、化学效应、机械效应对人体外部组织或器官的伤害，如电灼伤、金属溅伤、电烙印。触电伤亡事故中，纯电伤性质的及带有电伤性质的约占75%（电烧伤约占40%）。尽管85%以上的触电死亡事故是电击造成的，但其中大约70%的含有电伤成分。对专业电工自身的安全而言，预防电伤具有更加重要的意义。

电伤的主要特征有以下几点：

（1）电烧伤，是电流的热效应造成的伤害。

（2）皮肤金属化，是在电弧高温的作用下，金属熔化、汽化，金属微粒渗入皮肤，导致皮肤粗糙而张紧的伤害。皮肤金属化多与电弧烧伤同时发生。

（3）电烙印，是在人体与带电体接触的部位留下的永久性瘢痕。瘢痕处皮肤失去原有弹性、色泽，表皮坏死，失去知觉。

（4）机械性损伤，是电流作用于人体时，中枢神经反射和肌肉强烈收缩等作用导致的机体组织断裂、骨折等伤害。

（5）电光眼，是发生弧光放电时，红外线、可见光、紫外线对眼睛造成的伤害。

3. 触电事故方式

按照人体触及带电体的方式和电流流过人体的途径，电击可分为单相触电、双线触电和跨步电压触电。

（1）单线触电。

当人体直接碰触带电设备其中的一根线时，电流通过人体流入大地，这种触电现象称为单线触电。对于高压带电体，人体虽未直接接触，但由于超过了安全距离，高电压对人体放电,造成单相接地而引起的触电,也属于单线触电。低压电网通常采用变压器低压侧中性点直接接地和中性点不直接接地(通过保护间隙接地)的接线方式。

(2)双线触电。

人体同时接触带电设备或线路中的两相导体,或在高压系统中,人体同时接近不同相的两相带电导体,而发生电弧放电,电流从一相导体通过人体流入另一相导体,构成一个闭合电路,这种触电方式称为双线触电。发生双线触电时,作用于人体上的电压等于线电压,这种触电是最危险的。

(3)跨步电压触电。

当电气设备发生接地故障,接地电流通过接地体向大地流散,在地面上形成电位分布时,若人在接地短路点周围行走,其两脚之间的电位差,就是跨步电压。由跨步电压引起的人体触电,称为跨步电压触电。跨步电压的大小受接地电流大小、鞋和地面特征、两脚之间的跨距、两脚的方位及离接地点的远近等很多因素的影响。人的跨距一般按0.8 m考虑。由于跨步电压受很多因素的影响,以及地面电位分布的复杂性,几个人在同一地带(如同一棵大树下或同一故障接地点附近)遭到跨步电压电击时,完全可能出现截然不同的后果。

下列情况和部位可能发生跨步电压电击:

带电导体,特别是高压导体故障接地处,流散电流在地面各点产生的电位差造成跨步电压电击;接地装置流过故障电流时,流散电流在附近地面各点产生的电位差造成跨步电压电击;正常时有较大工作电流流过接地装置附近,流散电流在地面各点产生的电位差造成跨步电压电击;防雷装置接受雷击时,极大的流散电流在其接地装置附近地面各点产生的电位差造成跨步电压电击;高大设施或高大树木遭受雷击时,极大的流散电流在附近地面各点产生的电位差造成跨步电压电击。

(二)触电的救治

如果遇到触电情况,要沉着冷静、迅速果断地采取应急措施。针对不同的伤情,采取相应的急救方法,争分夺秒抢救,直到医务人员到来。

1.脱离电源的应急措施

脱离电源的处理:触电急救的要点是动作迅速,救护得法。发现有人触电,首先要使触电者尽快脱离电源,然后根据具体情况,进行相应的救治。

(1)脱离电源方法:

①如开关箱在附近,可立即拉下闸刀或拔掉插头,断开电源。

②如距离闸刀较远,应迅速用绝缘良好的电工钳或有干燥木柄的利器(刀、斧、锹等)砍断电线,或用干燥的木棒、竹竿、硬塑料管等物体迅速将电线从触电者身上移开。

③若现场无任何合适的绝缘物可利用,救护人员亦可用几层干燥的衣服将手包裹好,站在干燥的木板上,拉触电者的衣服,使其脱离电源。

④对高压触电,应立即通知有关部门停电,或迅速拉下开关,或由有经验的人采取特殊措施切断电源。

2.人员救护

(1)对于触电者,可按以下三种情况分别处理:

①对触电后神志清醒者,要有专人照顾、观察,情况稳定后,方可正常活动;对轻度昏迷或呼吸微弱者,可针刺或掐人中、十宣、涌泉等穴位,并送保健院救治。

②对触电后无呼吸而心脏有搏动者，应立即采用口对口人工呼吸；对有呼吸而心脏停止跳动者，则应立刻进行胸外按压。

③如触电者心跳和呼吸都已停止，则须同时采取人工呼吸和胸外按压法等措施交替进行抢救。

（2）根据其受伤程度，决定采取合适的救治方法，同时用电话等快捷方式向120急救中心求救，并派人等候在交叉路口处，指引救护车迅速赶到事故现场，争取医务人员接替救治。在医务人员接替救治前，现场人员应及时组织现场抢救。

（3）应急施救的方法。

①口对口（鼻）人工呼吸法。

人工呼吸是行之有效的现场急救方法。施行人工呼吸时，首先要解开被救者的领口和胸部衣服。如果口腔内有烂泥、血块、痰液、假牙等，应立即取出；如果舌头后缩而阻碍呼吸，应拉出并用绷带固定于口腔外面，以保证呼吸道畅通。

a. 将触电者头偏向一侧，用手指或纱布清除口中异物和呕吐物，注意速度要快。取下假牙。

b. 通气方法：口对口呼吸法（有呼吸囊时主张用呼吸囊通气）。

c. 一手按压前额，使头后仰，拇指和示指控紧鼻孔，另一手托起下颌。

d. 深吸气后，口贴紧患者口部用力呼气使胸部隆起。

e. 脱离患者口部放松控鼻手指。

f. 观看胸廓起伏即可，连续吹起2次，每次持续1 s。

g. 通气频率：10～12次/min。

h. 通气时不中止胸外按压。

i. 潮气量：400～600 mL。

②胸外按压。

触电者心跳停止时，必须立即用胸外按压进行抢救，具体方法如下。

a. 将触电者卧于硬质地板或床板，去枕，摆正体位，使躯体成一直线。

b. 解开上衣，暴露胸部，确定按压位置：两乳头连线与胸骨交界处。

c. 掌根置胸壁，双掌交叉重叠。

d. 两手手指上翘。

e. 肘关节垂直，双肩双臂与胸骨垂直。

f. 利用上身重量垂直下压。

g. 按压幅度为5～6 cm。

h. 放松时胸壁充分回弹，双手不离开胸壁。

i. 按压/放松时间为1:1。

j. 频率为100～120次/min。

如果现场仅一人抢救，两种方法应交替进行：人工呼吸与胸外按压的比例为2:30。上述步骤操作5个循环（约2 min）后，评估1次触电者的恢复情况。

（三）触电的预防措施

预防触电的措施，一般有以下几项：

（1）保证电气设备的安装质量；装设保护接地装置；在电气设备的带电部位安装防护罩

或将其装在不易触及的地点，或者采用联锁装置。

（2）加强用电管理，建立健全、安全的工作规程和制度，并严格执行。

（3）使用、维护、检修电气设备，严格遵守有关安全规程和操作规程。

（4）尽量不进行带电作业，特别在危险场所（如高温、潮湿地点），严禁带电工作；必须带电工作时，应使用各种安全防护工具，如使用绝缘棒、绝缘钳和必要的仪表，戴绝缘手套，穿绝缘靴等，并设专人监护。

（5）对各种电气设备按规定进行定期检查，如发现绝缘损坏、漏电和其他故障，应及时处理；对不能修复的设备，不可带"病"进行使用，应予以更换。

（6）根据生产现场情况，在不宜使用 380/220 伏电压的场所，应使用 12～36 伏的安全电压。

（7）禁止非电工人员随意装、拆电气设备，更不得乱接导线。

（8）加强技术培训，普及安全用电知识，开展以预防为主的反事故演习。

五、机械伤害专项应急预案

（一）概况

为及时、有效、迅速地处理由于机械伤害造成的人身伤亡事件，避免和减轻因机械伤害造成人身伤害和财产损失，根据保健院相关制度要求，特制定本预案。本预案按照"安全第一，预防为主"方针，以"保人身、保设备"为原则，以《安全操作规程汇编》《电力安全工作规程》（热力和机械部分）有关内容为指导，结合实际情况进行制定。在日常生产维护，对外承接工程工作中，因执行制度不严、安全技术措施不认真落实、少数职工安全意识淡薄，自我保护意识不强、习惯性违章时有发生等原因均有可能造成机械伤害。

（二）应急预案内容

（1）当机械伤害事故发生后，事故现场的作业人员应迅速报告科主任。由应急救援指挥部根据实际情况确定是否启动本预案。

（2）事故发生后，科主任赶赴事故现场进行现场指挥，确定现场救援方案，组织现场抢救。

（3）机械伤害事件发生后，根据事故情况按规定实施预案程序，迅速组织力量赶赴现场进行事故处理。

（4）按事故的性质程度，及时向保健院安全监督相应部门报告事故情况和事故处理情况。

（5）日常管理机构负责对日常工作的处理，负责对事故调查、分析事故责任、编写事故结论等工作的善后处理。

（三）机械伤害的预防

（1）各级人员在作业工作中均应严格执行《电力安全工作规程》的规定。

（2）上岗操作人员必须熟悉加工设备的性能和正确的操作方法，严格执行安全操作规程。

（3）大锤和手锤的锤头在使用前应进行检查，且表面光滑，不得有歪斜、缺口、裂纹等情况。大锤及手锤的手柄必须装设牢固。

（4）不准戴手套或单手抡大锤，抡大锤时周围不准有人靠近。

（5）用凿子凿坚硬物体时（如各种金属、水泥等），必须佩戴防护眼镜，以防碎片伤人。

（6）锉刀、手锯、木钻、螺丝刀等工具手柄应安装牢固，没有手柄的不准使用。

（7）砂轮必须进行定期检查。砂轮应无裂纹及其他不良情况。

（8）砂轮机必须装有钢板制成的防护罩。禁止使用无防护罩的砂轮机。

（9）使用砂轮机研磨时，应戴防护眼镜。用砂轮机磨工具时应使火星向下，不准用砂轮侧面研磨工具，预防砂轮损坏伤人。

（10）操作人员应站在锯片的侧面，锯片应缓慢靠近被加工物体，不准用力过猛。

（11）使用钻床时，必须把钻孔的对象安装牢固，不准戴手套操作。

（12）使用钻床时，工件必须夹牢，长的工件两头应垫牢，以防止工件锯断时伤人。

（13）各种加工机械应按照操作规程、规定执行。

（14）在清理金属碎屑时，必须等转动设备停转才可清理。不准用手直接清理，要用专用工具。

（15）在设备检修和正常维护过程中应做好以下工作：

①在设备检修维护前，要有计划、有目标、有措施，经主管领导批准后实施，在检修维护过程中，要严格按照规程和规定执行。

②施工前应认真进行作业风险预控分析，工作负责人根据作业内容、作业方法、作业环境、人员状况等分析可能发生危及人身或设备安全的危险因素，采取有针对性的措施，预防事故的发生。

（16）手拉葫芦、电动葫芦、千斤顶、钢丝绳、梯子、手提式电动工具、安全带等符合国家相关规定，专用机械人员必须经培训，取得相关操作合格证后，方可上岗操作。

（四）机械伤害应急预案的工作程序

（1）日常管理人员接到机械伤害通知后，迅速赶到事故现场，组织处理事故，并宣布启动事故应急预案，要求通信随时保持畅通。

（2）必要物资准备：

①工作服及手套。

②安全带、安全帽、工具包。

③安全隔板、临时遮拦、警示牌。

（3）当发生机械伤害事故后，现场作业人员应立即救人并向应急救援指挥部汇报，同时根据现场实际情况，迅速判明受伤者的部位，组织人员进行抢救，求助保健院和120急救中心。

（五）生产、生活维持或恢复方案

（1）现场应急抢险人员应配合医务人员做好受伤人员的紧急救护工作，安监部门人员应做好事故现场记录、事故调查等善后工作。

（2）在事故现场抢救的同时，应组织相关技术人员进行事故现场的分析、调查，制定抢救措施方案，降低事故损失，确定事故的性质，编写事故调查报告。

六、火灾专项应急预案

（一）概况

为了避免火灾事故发生造成现场混乱，贻误救灾时机，造成重大的人员伤亡和财产损失；明确各部门在火灾发生时的职责和分工，结合药学制剂部的实际情况，特制订以下应急预案。

火灾应急的组织架构：

（1）为了统筹指挥，确定科主任为火灾总指挥，负责火灾应急时的全盘指挥工作。在火灾发生时科主任不在厂内时，总指挥由配制室组长担任；节假日期间由药学制剂部安排的值班负责人担任。

（2）科主任在接到火警后的第一时间内赶到火灾现场。

（二）火灾发生初期的应急响应工作

在本部门（或车间）发生火灾时，在岗职工应立即对初起火灾进行扑救，就近原则运用灭火器材（如灭火器、消防栓等）扑灭火源；使用灭火器要注意以下要点：

（1）先拉开保险栓，操作者站在上风位置，侧身作业，手按压柄，在距火点2米的位置用胶管对准火源扫射。

（2）当火势未能得到控制时，要立即通知科主任。

（3）接到火警后，立即通知全体职工利用身边的灭火器材赶到火灾现场参加扑救，并且做好火灾现场人员秩序维护和无关人员的疏散撤离工作。

（4）当火灾蔓延到非本科室力量所能控制的程度时，在岗职工应立即敲破玻璃，按响火灾按钮，使用消防水栓，并安排人员拨打119报警电话（报警人员应向消防部门详细报告火灾的现场情况，包括火场的单位名称和具体位置、燃烧物资、人员围困情况、联系电话和姓名等信息），并安排人员到路口接消防车，以便消防队员把握火灾情况和尽快抵达，采取相应的灭火措施，抓住救灾时机。

（5）必要时疏散本厂内停放的车辆和厂门口的障碍物，以确保救灾现场的畅通。

（三）火灾的灭火扑救工作

火灾应急总指挥根据现场的情况对消防突击队进行初步分工，分别成立灭火组、抢救组、供水组、后勤组等小组，做好消防队员到来之前的辅助性工作：如火灾情况的调查、人员受困情况的初步估计、各消防设备的准备就绪、救灾道路的畅通等，并随时与消防队员保持联系以汇报情况。

消防队员赶到时，应急总指挥和现场总指挥应立即向消防队员详细汇报火灾情况，协助消防队制订灭火扑救方案。

消防突击队应以"救人重于救火""先控制后消灭"的原则果断地协助消防队员参与灭火任务；

各主管人员随时为消防队员和消防突击队提供火灾现场的具体情况，为灭火扑救工作提供有效的建议，并随时听从应急总指挥的调度，参与到灭火扑救工作中去，并且积极配合医疗救护参与人员的急救护理工作，尽量减少人员伤亡。

（四）火灾事故的处理工作

火灾扑灭后，各组应立即清点本组的人员和受损物资，尽快确定人员伤亡和物品损失情况并向保健院汇报，并做好详细的记录并存档。

做好医疗救护工作，包括医疗经费的提供、受伤人员的住院安排与护理和意外伤害保险的理赔工作等。

维修人员对受损设备尽快安排修复并投入生产使用。

（五）疏散自救方法

熟悉环境，临危不乱：每个人应熟悉生活、工作的居住建筑结构及逃生出口，平时应做到了然于胸，而当身处陌生环境也应当养成留意通道及出口的方位等的习惯，便于关键时刻逃离现场。

保持镇定，明辨方向：突遇火灾时应保持镇定，不要盲目地跟从人流和相互拥挤，尽量往空旷或明亮的地方和楼层下方撤离。若通道被阻，则应背向烟火方向，通过阳台、气窗等往室外逃生。

不入险地，不贪财物：不要因为害羞或顾及贵重物品，浪费宝贵时间，谨记生命最重要。

简易防护，掩鼻匍匐：通过有烟雾的路线，可采用湿毛巾或湿毯子掩鼻匍匐撤离。

善用通道，莫入电梯：发生火情尽量使用楼梯，或利用阳台、窗台、屋顶等攀到安全地点，或利用下水管道滑下楼脱险；不可进入电梯逃生。

避难场所，固守待援：如在房内侧手摸房门，感到烫手，千万不能开门，应关紧迎火的门窗，打开背火的窗门，用湿毛巾塞住门缝，不停用水淋湿防止烟火渗入，固守房间，等待救援。

传递信号，寻求援助：被烟火围困时尽量在阳台、窗口（白天可用鲜艳的衣物在窗口晃动，晚上可用手电等物闪动或敲击物品发出声音求救）传递信号求救。

火已近身，切勿惊跑：如果身上着火切勿惊跑和用手拍打，惊跑和拍打只会形成风势，加速氧气补充，促旺火势。正确的做法是，立即脱掉衣服或就地打滚，压住火苗，并及时跳入水中或让人向身上浇水更有效。

缓降逃生，滑绳自救：高层楼层起火后迅速利用身边的绳索、床单、窗帘等制成简易绳并用水打湿后，从窗户或阳台沿绳滑至下面楼层逃生。即使跳楼，应在消防人员准备好逃生气垫且楼层在 4 层以下才考虑这一方式。还可选择水池、软雨篷、草地等，如有可能应先丢下大量棉被，沙发垫或打开大伞跳下。

七、烫伤专项应急预案

（一）概况

（1）为及时、有效、迅速地处理由于其他烫伤而引起的人身伤亡事件，避免和减轻由于工作安排不当造成人身伤害和财产损失。

（2）本预案按照"安全第一，预防为主"方针，以"保人身、保设备"为原则，以《安全操作规程汇编》及《电力安全工作规程》（热力和机械部分）有关内容为指导，结合实际情况进行制定。

（3）在生产、施工和设备维护过程中可能接触高温物体。

（4）少数职工安全意识淡薄，自我保护意识不强，习惯性违章时有发生，劳动保护设施不完善等原因，可能造成其他烫伤人员伤亡事件的发生，威胁人身安全。

（5）其他烫伤人身伤亡事故应急预案分级：

①A 级：其他烫伤人身伤亡事故。当发生烫伤事故造成 2 名以下作业人员一般烫伤，不对生命构成威胁。

②B 级：其他烫伤人身伤亡事故。当发生烫伤事故造成 2 名以上人员一般烫伤或 2 名以下作业人员烫伤，但对其生命构成一定威胁。

（二）应急预案内容

（1）当烫伤事故发生后，事故现场的作业人员应迅速救人并报告主管领导机构，由应急救援指挥部根据实际情况确定是否启动本预案。

（2）接到事故发生通知后，科主任赶赴事故现场进行现场指挥，成立现场指挥部，批准现场救援方案，组织现场抢救。

（3）按事故的性质程度，及时向市安全监督相应部门报告事故情况和事故处理情况。

（4）日常管理机构负责对日常工作的处理，负责对事故调查、分析事故责任、确定事故结论等工作的善后处理工作。

（三）烫伤事件的预防

（1）作业人员必须执行《电力安全工作规程》规定。

（2）严格执行安全操作规程和预控措施，作业人员必须熟练掌握安全技术措施。

（3）必须按照有关规定认真进行普查，不合格的应按要求及时更换。

（4）从事进行压力、高温容器检修工作时，必须将该容器隔绝，排空容器内余汽余水且压力到零（有条件可打开对空排汽进行鉴定），待容器内温度降至 50℃后，方可进入容器内工作。

（5）从事有压力容器的检修工作，如果该容器有 2 台及以上并列运行的，并且放水门接在同一母管上的，应做好防止运行的压力容器放水门突然打开，汽水倒灌的事故预想。

（6）高温管道、容器等设备上都应有保温层，保温层应保证完整，当室内温度在 25℃时，保温层表面的温度应不超过 50℃。

（7）禁止在工作区、生活区附近存储汽油、煤油、乙醇等易燃易爆物品。

（8）安装施工人员应佩戴安全帽，穿工作服，特殊情况要戴防护眼镜，脚穿绝缘鞋。

（四）烫伤应急预案的工作程序

（1）科室主任或副主任根据事件分级宣布启动 A 级或 B 级预案，并及时向事件应急领导小组汇报。

（2）当发生其他烫伤人身事件后，现场人员应及时将烫伤人员脱离危险区域，同时向科主任汇报，科主任接到通知后，迅速赶到事故现场，组织处理事故，管理办公室主任根据事件分级宣布启动 A 级预案，并及时向事件应急领导小组汇报。

（3）根据现场情况，采取相应措施，有序地组织抢救。

（4）不得强行脱下烫伤人员的工作服，以免扩大损伤烫伤表皮。

（5）危急事件结束由科主任或副主任宣布 A 级应急行动结束。

（6）当发生烫伤事件威胁生命安全时，现场人员应在汇报科主任的同时向分管院领导汇报。

（7）求助于 120 急救中心或保健院。

（8）确保通信畅通。

（9）对烫伤严重者应禁止大量饮水，以防休克。

（10）保护事故现场，及时向公司汇报，视情况向当地安全监督局汇报。

（11）组织安监、技术及有关单位配合有关部门对事故进行调查，分析原因，事故责任定性，制定措施预防，防止类似事件发生。

（12）认真做好 A 级事故后的善后工作。

（五）生产、生活维持或恢复方案

（1）现场应急抢险人员应配合医务人员做好受伤人员的紧急救护工作，安监部门人员应做好事故现场记录、事故调查等善后工作。

（2）在事故现场抢救的同时，应组织相关技术人员进行事故现场的分析、调查，制定抢救措施方案，减轻事故损失，确定事故的性质，编写事故调查报告。

八、中毒专项应急预案

（一）概况

为预防和遏制化学品造成的人身伤亡事故，遇突发事件时能够迅速、有序地展开各项工作，结合药学制剂部实际情况，特制定本应急预案。

急性中毒是指在短时间内，人体接触、吸入、食入毒物，大量毒物进入人体后，突然发生的病变，是威胁生命的急诊。在施工现场一旦发生，应尽快确诊，并迅速给予紧急处理。积极而因地制宜、分秒必争地给予妥善的现场处理和及时转送保健院。这对提高中毒人员的抢救成功率，十分重要。

（二）中毒应急预案内容

不论是轻度还是严重的中毒人员，不论是自救、互救还是外来救护工作，均应设法尽快使中毒人员脱离中毒现场、中毒物源，排除吸收的和未吸收的毒物。

根据中毒的不同途径，采取以下相应措施：

（1）通过呼吸道中毒：由呼吸道吸入有毒气体、粉尘、蒸汽、烟雾能引起呼吸系统中毒。这种形式的中毒是比较常见的。尤其是有机溶剂的蒸汽和化学反应中所产生的有毒气体，如乙醚、丙酮、甲苯等蒸汽和氰化氢（气体）、氯气、一氧化碳等。应立即使中毒人员脱离现场，在抢救和救治时应加强通风及吸氧。

（2）通过消化道中毒：除误吞服外，更多的情况是由于手上的污染毒物，随吸烟、进食、饮水进入消化系统而引起中毒。这类毒物多以剧毒的粉剂较为常见。如氰化物、砷化物、汞盐。对一般神志清醒者应设法催吐；饮温水 300~500 mL，用压舌板等刺激咽喉壁或舌根部以催吐，如此反复，直到吐出物为清亮物体为止。对催吐无效或神志不清者，则可给予洗胃，洗胃一般宜在送保健院后进行。

（3）通过触及皮肤中毒和五官黏膜受刺激：某些毒物接触到皮肤，或其蒸汽、烟雾、粉尘，对眼、鼻、喉等黏膜产生刺激作用（如汞剂、苯胺类可通过皮肤黏膜吸收而中毒）。氮的氧化物，如二氧化碳、三氧化硫、挥发性酸类、氨水等，对皮肤黏膜和眼、鼻、喉等黏膜刺激性很大。应脱去污染的衣物并用大量的微温水清洗污染的皮肤、头发及指甲等，对不溶于水的毒物用适宜的溶剂进行清洗。

（4）中毒急救注意事项：

①救护人员在进行将中毒人员脱离中毒现场的急救时，应注意自身的保护。在有毒气体发生场所，应视情况采取加强通风或用湿毛巾等捂住口鼻，腰系安全绳，且有场外人控制、应急，如有条件要使用防毒面具。

②常见食入中毒的解救，一般在医院进行，吸入毒物中毒人员应尽可能送往有高压氧舱设备的医院救治。

③在施工现场如发现心跳、呼吸不规则或停止呼吸、心跳时间不长者，则应把中毒人员移到空气新鲜处，立即施行口对口（口对鼻）呼吸和胸外按压。

（三）中毒事件的预防

（1）气体中毒：气体毒物中毒时，通常发生窒息性症状。毒性大的毒气会腐蚀皮肤和黏膜，如 SO_2、NO_2、Cl_2 等。储存有毒气体，要特别小心，大部分气体要用钢瓶储装，放置时防止碰撞。存放阴凉处，要与可燃物、有机物或易氧化物隔离。要经常用气体检验器检测，微量的泄漏都不允许。化学试验时产生有毒气体，一定要在通风橱内进行，对残余废气可用排风机通过水吸收处理，或送至空旷地方。一氧化碳中毒要准备亚硝酸戊酯药管，如果停止呼吸，立即做人工呼吸，开始恢复呼吸后，打开药管嗅闻15～30秒，每隔2分钟或3分钟嗅闻一次。用药量超过两个药管为限，然后输氧。

（2）酸类毒物：强酸性物质与有机物或还原性物质混合，往往会产生大量热而着火。注意不要用破裂的容器盛装。保存于阴凉的地方，与可燃物隔离。洒出此类物质时，要用碳酸氢钠或纯碱将其覆盖。用大量水冲洗，放入废水系统。处理时须戴防毒面具和防护手套。眼睛、皮肤受伤时用水冲洗。皮肤可涂敷氧化镁甘油软膏。如果进入口内，立即漱口、饮水及服用镁乳，急送保健院救治。灭火可用水、干粉灭火器或二氧化碳灭火器。

（四）中毒应急预案的工作程序

在化验室里，如发生人身中毒，原理上应尽快派人或电话请医生治疗，并报告组长和科主任，同时采取急救措施。

在医生抢救之前，急救中毒的原则是尽量使毒物对人体不产生有害的作用，或者是将有害的作用尽量降到最低的程度，在送保健院（或医生到来）之前应迅速查清中毒原因，针对具体情况，采取以下具体措施进行急救。

（1）呼吸系统中毒：如果是呼吸系统中毒，应迅速使中毒者离开现场，移到通风良好的环境，使中毒者呼吸新鲜空气。轻者，短时间内会自行好转；如有昏迷休克、虚脱或呼吸功能不全时，可人工协助呼吸，化验室如有氧气，可给予氧气，如可能，给予具有兴奋作用的饮料，如浓茶、咖啡等。

（2）经由口服中毒：由口服入毒物时，首先要立即进行洗胃、呕吐。常见的洗胃液是1:5 000的高锰酸钾溶液（千万不要太浓，浓度过高会烧坏胃壁黏膜），或用肥皂水或者3%～5%的碳酸氢钠（小苏打）溶液。洗胃要大量地喝，边喝边使之呕吐。最简单的催吐方法是用手指或木杆压舌根，或者给中毒者喝少量（15～25 mL，最多不超过50 mL）1%硫酸铜或硫酸锌溶液催吐药。如果无洗胃液，可给予大量的温水饮用，冲淡毒物并使其呕吐。洗胃要反复进行多次，直至洗胃呕吐物中基本无毒物存在，再服解毒药。解毒药有很多，要根据中毒药物的性质选用。一般常用的解毒药有生蛋清液、牛奶、淀粉糊、橘子汁等。对某些特殊毒物要采取更有效的特殊方法来解毒，并使之呕吐。如磷中毒用硫酸铜，钡中毒用硫酸钠，砷中毒用25%的硫酸铁和0.6%氧化镁混合液（剧烈搅拌混合均匀，每隔10分钟给一汤匙，直到呕吐后为止），氰化物中毒予以1%硫代硫酸钠等。解毒呕吐后，喝上温水送保健院治疗。

（3）皮肤、眼、鼻、咽喉受毒物侵害：皮肤和眼、鼻、咽喉受毒物侵害时，要立即用大量自来水冲洗，冲洗愈早愈好。如能涂或服用适当的缓冲药、中和药（注意要用稀浓度的），疗效可能会更好。洗净毒物后，请医生治疗。

九、药品质量事件应急处置

当遇到医院制剂质量问题时，应暂停使用问题药品，及时报告药学制剂部主任，药学制剂部通知其他药房、药库暂停使用问题药品，视问题严重程度妥善处理（必要时封存药品，上报医院及上级药品监督部门和卫生健康行政部门），做好记录。药品质量事件应急处置流程

图如下(图3-9):

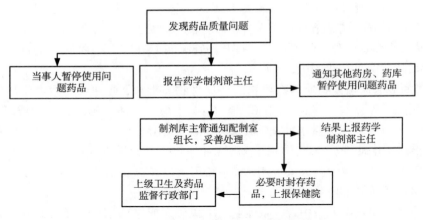

图3-9　药品质量事件应急处置流程图

十、药品被盗事件应急处置

遇到发生药品被盗事件,应及时报告药学部主任,并通知医院保卫部门,保护现场,同时报告上一级主管领导协助处理。药品被盗事件应急处置流程图如下(图3-10):

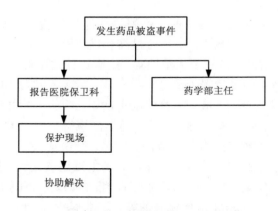

图3-10　药品被盗事件应急处置流程图

十一、突发事件的防范

(1)药学部全体人员树立依法执业的意识,依据《中华人民共和国药品管理法》《中华人民共和国药品管理法实施条例》《处方管理办法》《医疗机构药事管理暂行规定》等法律法规从事本职工作。

(2)严格按各岗位工作操作规程进行工作,注意环节质控,工作中做到细致认真,严格把好每一关。

（3）注意保留原始凭据，真实记录处理过程。

（4）加强监管，及时发现并纠正各种安全隐患。

（5）加强责任心教育，各级人员真正把"一切以患者为中心，以提高医疗服务质量为核心"落到实处。

（6）注重信息交流，及时报告相关工作信息，确保各项工作按程序顺利进行。同时对一切突发事件都应该详细记录，及时总结经验，避免同类事件重复发生。

十二、药品不良事件应急预案

药学部人员应认真对待药品不良事件，发现药品不良事件及时填报药品不良反应报告表，对临床报告的各种药品不良反应应协助其正确填报药品不良反应报告表，必要时协助妥善处理不良反应事件，并将不良反应上报至国家药品不良反应监测系统，如有必要，由药库通知厂家协助寻找原因。药品不良事件应急处置流程图如下（图3－11）：

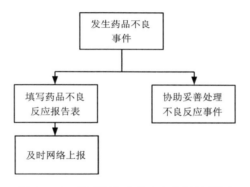

图3－11　药品不良事件应急处置流程图

12. 微生物菌种毒株泄露应急预案

一、总则

1. 编制目的

为提高实验室对菌种、毒株的管理能力，最大限度地预防和减少突发事件对检验工作者可能造成的影响和损害，保障医疗工作顺利进行，维护广大检验工作者的安全。

2. 编制依据

依据《中华人民共和国传染病防治法》《国家突发公共事件总体应急预案》《医疗机构临床实验室管理办法》等编写。

3. 分类

本预案主要针对以下突发事件：

（1）高致病性病原微生物、危险品泄露事件：主要包括高致病性病原微生物的泄露、意外接触或可能感染、爆发感染病疫情和群体性不明原因的疾病等。

（2）本预案适用于检验科微生物室菌种、毒株泄露的应对工作。

二、组织体系

（1）在院长的统一领导下，由院感科指挥协调，处理菌株泄露的应急管理工作。

（2）检验科主任、科室副主任、微生物专业组组长组成应急管理小组。

三、运行机制

1. 预测与预警

检验科微生物室的工作人员要针对发生的突发事件，做到早发现、早报告、早处置。

2. 信息报告

事件发生后，检验科工作人员要立即向专业组组长或专项负责人（如生物安全主管、质量主管）汇报，检验科应急处理小组经核实及初步处理不能解决的，要立即报告。

四、处理程序

1. 菌株或微生物样本（含生物危险物质）发生遗洒、泄露时的应急预案

（1）发生菌株或样本（含生物危险物质）遗洒、泄露时，立即通知房间内的无关人员迅速离开，在撤离房间的过程中注意防护气溶胶。在溢洒物旁放置"溢洒处理中"等警告标识。

（2）溢洒处理前需戴手套，穿防护服，必要时需进行脸和眼睛防护。准备清理工具和物品。

（3）用纸巾覆盖并吸收溢洒物。

（4）往纸巾上倾倒适当消毒药（0.2% 次氯酸钠溶液），并立即覆盖周围区域。使用消毒药时从溢洒区域的外围开始，向中心进行处理。

（5）作用适当时间（30 分钟）后，小心将吸收了溢洒物的吸收材料连同溢洒物收集到专用的收集袋或容器中，并反复用新的吸收材料将剩余物质吸净。如果含有碎玻璃或其他锐器，则要使用大镊子来处理收集过的物品，并将它们置于锐器盒内等待处理。

（6）对溢洒区域再次清洁并消毒（如有必要，重复第 2～5 步）。

（7）将处理的溢洒物以及处理工具（包括收集锐器的镊子等）置于防漏、防穿透的废弃物处理容器中封好等待消毒处理。脱去手套等溢洒物的个体防护装备，置于专用的收集袋中封好，洗手。

（8）在成功消毒后，通知实验室负责人（电话：＿＿＿＿＿＿＿＿＿＿＿），副主任（电话：＿＿＿＿＿＿＿＿＿），报告溢洒区域的清除污染工作已完成，通知生物安全主管人员（电话：＿＿＿＿＿＿＿＿＿），并对本次溢洒的处理过程进行记录。

2.菌株被盗、遗失时的应急预案：

（1）立即电话报告科主任（电话：＿＿＿＿＿＿＿＿＿＿＿＿＿）；报告医院感染管理科（电话：＿＿＿＿＿＿＿＿＿＿）；院感科负责上报卫生健康行政部门。

（2）记录遗失菌株或样本的种类、规格及数量、包装等信息，协助卫生健康行政部门追踪丢失的病原微生物菌株或样本去向。

（3）核实、评估菌株或样本可能造成的危害，对事件发生原因及存在的生物安全隐患进行分析。

（4）记录整个事件发生的过程，明确丢失菌株或样本得到控制，有卫生健康行政部门宣布应急处置工作结束。

微生物菌种毒株泄露应急处理具体流程如图 3 - 12 所示：

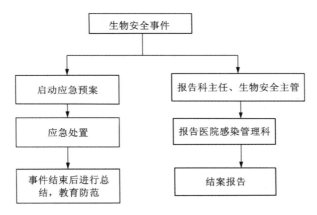

图 3 - 12　微生物菌种毒株泄露应急处理流程图

五、宣传和培训

广泛宣传应急预案及相关法规、制度，加强预防、避险、减灾等常识，增强忧患意识、责任意识和应急处理能力。有计划地对检验科各级人员进行应急救援和管理的培训，提高专业技能及应变能力。

六、预案管理

根据实际情况的变化，及时修订本应急预案。本预案自发布之日起实施。

13. 放射介入科紧急呼救与支援应急预案

针对患者行检查时突发的紧急意外情况，为增强放射介入科与临床科室的呼救支援，提高突发紧急意外情况的抢救成功率，特制定本机制与流程。

（1）紧急呼救与支援是指患者在放射介入科行检查时突发地接受对比剂过程中所发生的过敏性休克，或者非急危重症患者在检查过程中发生心肌梗死、心绞痛、突发心跳呼吸骤停等突发意外情况，虽经处理，但科室在判断使用科室自备抢救设施不一定能完成抢救任务时，需要向相关临床科室呼叫协助抢救。

（2）患者行检查时突发紧急意外情况时，检查科室在场医护人员应按照紧急意外抢救预案立即进行现场救护。同时启动临床科室紧急呼救与支援。

（3）检查科室在场医护人员在通知急诊科或相关临床科室医生时要详细说明科室及发生情况的检查室位置，同时简要说明患者发病情况及临床表现。以便临床医生判断所需携带的急救设备设施。

（4）急诊科或相关临床科室医生接到紧急呼救信息时，应立刻根据呼救人员描述的情况，准备相关抢救设施，赶往现场进行抢救，并第一时间通知科室负责人。

（5）如临床急救医生尚未到场，在场医护人员应判断患者的意识和呼吸情况，保证患者呼吸道通畅，必要时使用急救复苏气囊通气；如果患者突然意识丧失、大动脉搏动消失，应迅速进行体外人工心肺复苏术，并根据具体情况，适当给予急救药品。

（6）经急救医生到场急救后，在场医护人员应配合急救人员用平车护送患者到急诊科等相关科室继续抢救。并与急救人员及收治科室做好患者的交接工作。

（7）紧急呼救与支援流程如下（图3-13）：

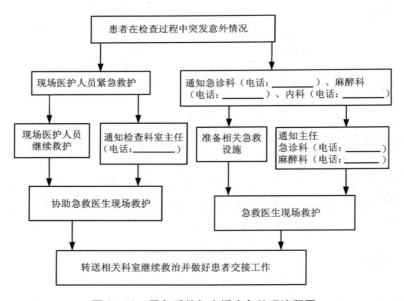

图3-13 紧急呼救与支援应急处理流程图

14. 放射事故应急处理预案

一、总则

根据国家《放射性同位素与射线装置安全和防护条例》《放射诊疗管理规定》的要求,为使本单位一旦发生放射诊疗事故,能迅速采取必要和有效的应急响应行动,保护工作人员及公众与环境的安全,制定本应急预案。

二、辐射事故应急处理机构与职责

医院成立辐射事故应急处理领导小组,组织开展辐射事故的应急处理救援工作,领导小组组成如下:

组长:院长

副组长:分管副院长

组员:医务部主任、设备科主任、后勤保障部主任、保卫科主任、放射科主任、放射科副主任、院感科主任

防护小组(电话:_____);医务部(电话:_____);院办公室(电话:_____)

卫生行政部门(电话:_____)

××省辐射应急响应环保厅(电话:_____)

国家应急响应(电话:12369)

应急处理领导小组职责:

(1)定期组织对放射诊疗场所、设备和人员进行辐射防护情况自查和监督,发现事故隐患及时上报院办公室并落实整改措施。

(2)发现人员受超剂量照射事故,应启动本预案。

(3)事故发生后应立即组织有关部门和人员进行辐射事故紧急处理。

(4)负责向卫生健康行政部门及时报告事故情况。

(5)负责辐射事故应急处理具体方案的研究确定和组织实施工作。

(6)辐射事故中人员受照时,要通过个人剂量卡或其他工具、方法迅速估算受照人员的照射剂量。

(7)负责迅速安置受照人员就医,组织控制区内人员的撤离工作,并及时控制事故影响,防止事故的扩大蔓延。

三、辐射事故应急救援应遵守的原则

(1)迅速报告原则。

（2）主动抢救原则。

（3）生命第一原则。

（4）科学施救，控制危险源，防止事故扩大的原则。

（5）保护现场，收集证据的原则。

四、辐射事故应急处理程序

（1）事故发生后，立即撤离有关工作人员及患者，封锁现场，切断一切可能扩大污染的环节，并及时上报环保部门。

（2）应急处理领导小组召集专业人员，根据具体情况迅速制定事故处理方案。

（3）事故处理必须在单位负责人的领导下，在有经验的工作人员和卫生防护人员的参与下进行，未取得防护检测人员的允许不得进入事故区。

五、应急能力的保持

每3个月对科室人员进行放射事故应急知识的普及教育，提高放射从业人员的应急处理能力。通过每半年一次的放射事故应急演练，切实提高医疗从业人员在应对突发放射事故的应急处理能力。

各种事故处理以后，必须组织有关人员进行讨论，分析事故发生原因，从中吸取经验教训，采取措施防止类似事故重复发生，凡严重或重大的事故，应向上级主管部门报告。

15. 紧急用血应急预案

输血是医疗急救中不可缺少的治疗手段，然而在临床危重患者的抢救中，可能出现由于缺血或疑难血型耽误抢救时间。为了保证临床科室在紧急情况下或遇见突发事件时能够及时抢救患者，特制定以下紧急用血应急预案。

一、应急处理措施

（1）为做好临床紧急输血工作，确保紧急用血的顺利实施，在自然灾害和群发性事故造成大量伤亡的情况下，保健院应立即成立临床紧急用血协调小组，并报告卫生健康行政主管部门紧急协调。

（2）医务部主任负责紧急输血工作的统一领导、决策和指挥，输血科负责具体实施。

（3）临床科室首先为患者建立通畅的静脉通道，在抢救治疗前采集患者血液标本进行相关检测，同时通知输血科启动大失血输血抢救"绿色通道"。

（4）输血科接到紧急输血标本后，遵照院内的《临床用血绿色通道管理制度》执行。

（5）输血科在确认库存血量不足时，立即与血液中心联系，说明哪种血液不能满足紧急输血的要求，要求血液中心全力调配保证此类患者的紧急用血。

（6）在特别紧急的情况下，如缺乏 ABO 同型血液，其他医疗措施不能代替输血挽救生命，遵照《紧急抢救非同型输血管理制度》执行。

（7）Rh 阴性稀有血型输血：由于 Rh 阴性稀有血型血源缺乏，输血科如果没有库存，首先联系 × × 市（县/区）血液中心紧急供血，由院内输血科紧急调配，同时临床上应采用多种形式的血液保护技术（如血液麻醉、控制性低血压技术、稀释性自身输血、回收性自身输血、微创手术减少输血），尽量避免输血，以节约宝贵的 Rh 阴性血源。

（8）紧急情况下，患者为 RhD 阴性，没有检测到抗 - D，男性患者或无生育要求的女性患者可输 RhD 阳性血液，但必须征得患者或其亲属的同意，并在《输血治疗知情同意书》上注明，亲属知情同意。

（9）患者为 RhD 阴性，体内虽没有检测到抗 - D，但是是具有生育要求的妇女（包括未成年女性）应输 RhD 阴性血液。如一时找不到大量的 RhD 阴性血液，不立即输血会危及患者生命，必须告知患者和亲属沟通，告知病情，并说明在紧急情况下输注的利与弊，并在输血治疗同意书上注明给患者带来的后果和并发症：①不会出现危及生命的溶血性输血反应。②Rh 阴性血液缺乏，不输 Rh 阳性血液会危及患者生命。③本次输注 Rh 阳性血液会给以后的输血或妊娠带来不良后果，可能导致流产、死胎或严重的新生儿溶血病等不良后果（特别是对没有生育过小孩的女性）。④用 Rh 阳性血液抢救 Rh 阴性患者符合我国法律法规的相关条例。⑤患者因本身原发病不治而非输血治疗所能挽回时，不能借口归罪于输血治疗不当，知情后患者及其亲属签字认可。

（10）紧急情况下的血小板输注：首选 ABO 同型输注，紧急情况下可以 ABO 不同血型输注。不含高效价抗 A 和抗 B 时，O 型血小板可用于 A 型、B 型、AB 型患者，也适用于 ABO 相容的原则，但对小儿科病例有溶血危险，需谨慎使用。

（11）RhD 阴性患者的血小板输注：具有生育要求的妇女首选 ABO 同型的 RhD 阴性血小板注输注，次选 ABO 不同型的 RhD 阴性血小板输注。RhD 阳性血小板输给 RhD 阴性的具有生育要求的妇女，推荐使用抗 D 抗体；对于男性或没有生育要求的妇女，不必使用抗 D 抗体。

二、应急处理流程

紧急用血应急处理流程如图 3 - 14 所示：

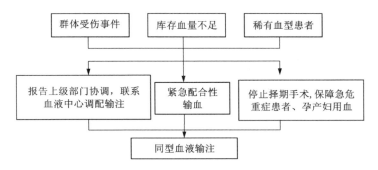

图 3 - 14　紧急用血应急处理流程图

16. 输血科配血、储血设备故障应急预案

输血科是医院重要辅助科室之一，一旦发生仪器故障，将影响临床用血。为使临床输血迅速、有序、妥善处理，最大限度降低损害程度，保护患者生命健康，结合院内实际情况，特制定本预案。

输血科关键设备：储血冰箱、血小板振荡保存仪、融浆机、孵育器、离心机（包括普通离心机和微柱凝胶卡专用离心机）及信息系统。

当设备发生故障时，启用本预案。

（一）值班人员为第一时间责任人。

（二）设备一旦发生故障，值班人员及时向科主任汇报，科主任上报医务部（电话：_____）或医院总值班（电话：_____）（非正常工作时间如夜晚、中午、节假日、周末），相关职能通知物资供应部或仪修室进行维修。任何人不得隐报、瞒报和拖延。

（三）值班人员立即按以下具体设备发生故障启用预案

1. 储血设备

（1）输血科现有 2℃~6℃储血冰箱 3 台，−20℃以下冰箱 2 台、血小板振荡保存仪 1 台。平时不允许关闭储血设备的报警功能，定期检查其状态，日常必须按规定观察并记录温度。

（2）一旦设备发生温度异常报警，立即查明原因，不能快速排除故障的，将储存于该设备的血液制品转移到运行状态良好的设备内。如遇无设备可用时，可联系××市（县/区）血液中心由其代为保存或先做退回处理。

（3）由输血科值班人员或输血科主任电话通知仪修室，如检测后预计修复时间大于 3 天或无法预计，则应向医务部汇报情况。

2. 融浆机

输血科具备一台专用的血浆融解机，值班人员应定期检查设备状态，并日常记录设备的温度。当融浆机出现故障时，可先用恒温水浴箱代替，但要将水浴箱的水全部替换，并严格控制温度在 37℃左右。尽快通知仪修人员维修，待融浆机恢复正常功能后方可使用。

3. 孵育器

输血科现有 37℃孵育器 2 台，日常保持 24 小时不关机，以保证其温度恒定在 37℃。如遇温度过高或过低且仪器不能自动调节回正常，可先关机，打开盖子，待温度与室温平衡后再开机。若仍不能解决，则应立即报仪修室维修。试剂卡可加样后封板，放入 37℃水浴箱温浴后，继续下一步操作，报告结果。

4. 离心机

当离心机出现故障时，可临时借用其他科室的离心机，以保证血液及时供应，但要注意调节转速和离心时间。并马上报仪修室维修。

5. 信息系统

输血管理系统出现故障后，无论是软件问题还是硬件问题，首先重新启动系统，查看问题是否能够解决。若仍不能解决，又有紧急输血时，可进行手工填写输血记录单发血并登

记,待系统恢复后再补录进电脑。

（四）具体流程

配血、储血仪器故障应急处理流程如图3-15所示:

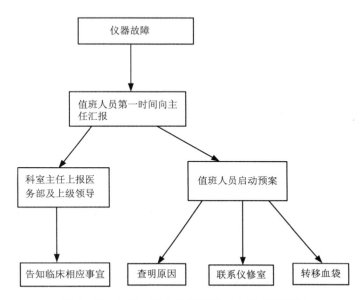

图3-15　配血、储血仪器故障应急处理流程图

17.输血反应应急预案

一、应急措施

（1）输血过程应先慢后快,再根据病情和年龄调整输注速度,并严密观察受血者有无输血不良反应,如出现异常情况应及时处理:

①停止输血,予以0.9%氯化钠溶液静脉注射维持静脉通道。

②立即通知值班医生和输血科值班人员,及时检查、治疗和抢救,并查找原因,做好记录。

（2）疑似细菌污染性输血反应,发现症状后立刻停止输注,并做以下处理:

①观察血袋剩余血的物理性状:如有无混浊、膜状物、絮状物、气泡、溶血、红细胞变成暗紫色、血凝块等,有上述情况之一者均提示有细菌污染可能。

②取血袋剩余血直接行涂片或离心后涂片镜检,找寻污染细菌（阴性不能排除细菌污染）。

③取血袋剩余血和患者血液,在37℃行需氧菌和厌氧菌细菌培养。

④外周血白细胞计数:如中性粒细胞与输血前相比明显增多,对诊断有帮助。

（3）疑似血型不合引起的溶血性反应，应立即停止输血，用0.9%氯化钠溶液静脉注射维持静脉通道，及时报告上级医生，在积极治疗抢救的同时，做以下处理：

①核对用血申请单、血袋标签、交叉配血报告单；查看床旁和实验室所有的记录，是否存在将患者或血源弄错的可能。

②核对受血者及献血者ABO血型、Rh（D）血型。用保存于冰箱中的受血者与献血者血标本、新采集的受血者血标本、血袋中剩余血标本，重测ABO血型、Rh（D）血型、不规则抗体筛选及交叉配血试验（盐水介质和非盐水介质）。

③立即抽取受血者血液加肝素抗凝、离心，观察血浆颜色，并进行血常规、血浆游离血红蛋白含量测定。

④对受血者发生输血反应的标本做直接抗人球蛋白试验，如发现特殊抗体，应进一步实施鉴定。

⑤留取输血反应后第一次尿液送检标准（急性溶血性输血反应属血管内溶血，尿中有血红蛋白）。

⑥肾功能检测和血清间接胆红素测定，必要时溶血反应发生后5~7小时测血清胆红素含量。

⑦立即进行受血者血液涂片检查，可以见到大量红细胞碎片。

（4）输血科在接到发生严重输血溶血反应的报告后，应迅速进行调查，以确定原因，结果要及时通知临床科室，汇报科室领导，并书面报告医务科。

（5）输血完毕，对有输血不良反应的，主管医生应逐项填写"输血不良反应回报单"，24小时内送输血科保存。

二、应急处理流程

发生输血反应应急处理流程如图3-16所示：

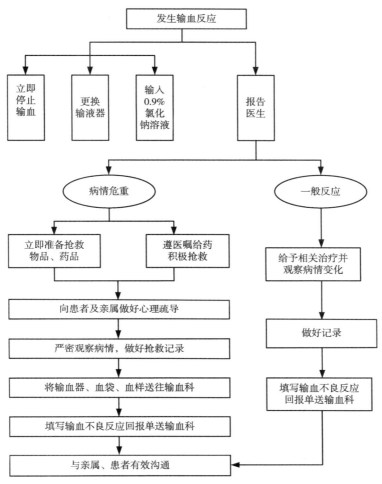

图 3-16　输血反应应急处理流程图

18. 意外伤害事件应急预案

一、应急预案

（1）门诊有防烫伤、防跌倒、小心地滑等警示标识，并定期检查及时更换，消除隐患。

（2）工作中发现服务对象出现意外伤害（如跌倒、烫伤、自杀）事件时，值班人员立即处理，并报告科主任、门诊办（电话：＿＿＿＿＿＿＿）、后勤保障部（电话：＿＿＿＿＿＿＿）、保卫科（电话：＿＿＿＿＿＿＿）、非正常上班时间上报医院总值班（电话：＿＿＿＿＿＿＿），启动应急预案。

（3）根据事态的大小，值班人员和就近医生立即做出判断，一般性事件医生可请相关科室会诊解决，必要时由医务部或医院总值班安排协助救治，妥善处理。

（4）特殊情况，如自杀等事件，当班人员除紧急抢救外，应由其他医护人员通知保卫科，保护好现场，值班人员要协助公安人员调查取证，并做好家属的安抚工作。

（5）在规定时间 6 小时内做好抢救记录。

二、处理流程

意外伤害事件处理流程如图 3 – 17 所示：

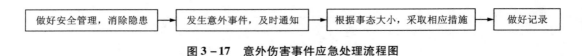

图 3 – 17 意外伤害事件应急处理流程图

19. 手术患者电灼伤、烧伤应急预案

一、防范措施

（1）每位护士及医生熟练掌握电刀操作的各程序及电刀的使用方法和相关问题。

（2）患者不得携带金银首饰、手表及穿非纯棉质衣裤袜入手术室。

（3）电刀头功能不良时应停止使用并及时更换。

（4）高频电刀应由专业维修人员定期检查和维修，调节各种参数，以符合国家规定的安全要求。

二、应急处理措施

（1）一旦发生应立即告知主刀医生和护士长。

（2）检查电刀笔、主机。排除故障，必要时及时更换。

（3）轻度烧伤时可遵医嘱涂烧伤膏等药物治疗。

（4）必要时请烧伤科或皮肤科医生会诊。

（5）客观记录：

①发生灼伤后，巡回护士在《手术护理记录单》上详细、客观记录事件发生的原因、皮肤损伤情况及处理措施。巡回护士和主刀医生应签全名。

②与主管医生、复苏护士、病房护士认真交接班。

③在手术室不良事件记录本上客观记录事件发生的原因、经过、受伤情况和处理措施，留存于手术室备查。

（6）上报医疗质量安全（不良）事件。

（7）术后应随访，追踪患者压疮或皮肤损伤的转归情况。

三、应急处理流程

发生手术患者术中电灼伤、烧伤应急处理流程如图 3 – 18 所示：

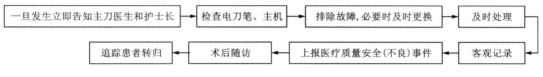

图 3 – 18　术中电灼伤、烧伤应急处理流程图

20.门诊高峰时段(期)应急预案

为保障医院门诊的正常运转，加强门诊管理，优化就诊流程，缩短服务对象就诊时间，提高保健院服务质量，落实"以服务对象为中心"的服务宗旨，落实人性化服务措施，制定门诊就诊高峰时段(期)应急预案。

(1)院内推行实名制分时段预约诊疗。

(2)连续 1 小时同一诊室候诊服务对象超过 20 人，应立即启动本预案。

(3)发生需启动预案的情况时，分诊护士报告科主任、门诊办(电话：＿＿＿＿＿＿＿＿)进行协调处理。

(4)门诊办主任通知科主任，增派医生出诊，门诊增派导医和保安维持秩序。

(5)临床科室应急措施：

①开足诊室，有序分流服务对象。

②科内调配病房医生支援门诊，给予人力保障。

③增派门诊导医维持秩序，帮助分流服务对象。

(6)窗口服务应急措施：

①开足窗口，增加机动窗口。

②实行弹性工作制，提前上班，增加中午班人员。

③按不同检查项目分流服务对象，引导服务对象选择不同项目检查。

(7)积极开展志愿者服务，每周一、二、五固定不同行政职能科室人员为门诊服务对象提供包括导医、导诊、咨询、解释等志愿者服务活动，减少无效候诊时间，有效疏散人流。

(8)坚持无假日门诊，开通分时段预约挂号、诊疗，预约挂号、超声检查精确就诊时段。缩短服务对象候诊时间，合理分流。

(9)门诊高峰时段(期)应急处理流程如图 3 – 19 所示：

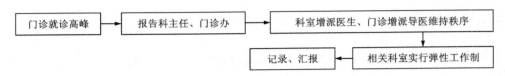

图 3 - 19   门诊高峰时段(期)应急处理流程图

21. 寻衅滋事应急预案

一、应急预案

（1）做好门诊服务，不定时巡查。

（2）遭遇寻衅滋事人员，值班人员沉着应对，耐心劝解。

（3）就医困难，适当给予帮助，缓解事态。

（4）对医疗人职工作态度、作风有意见或对医疗事件不满的，请其前往投诉接待室或门诊办反映情况，解决协调。

（5）对打闹、严重扰乱就医秩序的人员，立即启动一键式报警器通知保卫科，报告科主任(电话：＿＿＿＿＿＿＿＿)、门诊办(电话：＿＿＿＿＿＿＿＿)、安全办(电话：＿＿＿＿＿＿＿＿)。

（6）采取保护性措施，疏散就近服务对象，尽量减少不必要的损失。必要时报警。

（7）等待保卫科人员到来，协助开展工作。

（8）尽快恢复门诊正常秩序，保证医疗安全。

二、应急处理流程

寻衅滋事应急处理流程如图 3 - 20 所示：

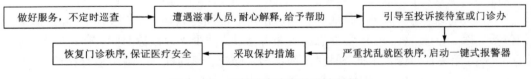

图 3 - 20   寻衅滋事应急处理流程图

22. 服务对象信息安全应急预案

服务对象信息包括服务对象个人基本信息、挂号信息、就诊信息、处方信息、住院医嘱信息、病历信息、费用信息、影像资料、检查检验结果等信息。服务对象享有不公开个人基本信息、病情、家族史、接触史、身体隐私部位、异常生理特征等个人生活秘密和自由的权利，保健院及其工作人员不得非法泄露。

一、防范措施

（1）门诊服务对象费用收据单据丢失，需本人凭身份证、本人签字，并经门诊办审核后到财务部补办门诊费用收据（经财务盖章后方可生效）。

（2）任何个人未经许可、授权，不得将服务对象疾病及相关隐私信息传播给与服务对象诊断、治疗、护理和保健无关的其他人。

（3）外单位人员如需查询患者信息，必须由服务对象本人或授权委托办理，并提供复印证件，进行签字确认。

（4）实施服务对象单独就诊，不经服务对象本人同意，不得有与病情诊治无关的人员在场。

（5）医务医技人员做好信息系统登录的用户名和密码管理，不得将个人的登录信息转借给任何其他人使用。

（6）除涉及对服务对象实施医疗、护理活动的医务人员及医疗护理活动质量监控人员外，其他任何机构和个人不得擅自翻阅服务对象信息。或登录信息系统，查阅服务对象信息。

二、应急处理措施

（1）发现服务对象信息泄露事件，相关科室应立即查找服务对象信息泄露的途径，采取相应措施中断服务对象信息泄露的途径。

（2）若短时间内连续发生多起服务对象信息泄露事件，信息中心要立即切断整个泄露环节业务系统，并立即与监审、医务、保健、护理、保卫等职能科室组成调查组进行现场调查，明确泄露点并采取有效措施后方能恢复业务系统。

（3）服务对象信息泄露如为通过入侵盗取，立即上报信息中心（电话：＿＿＿＿＿＿＿＿），从技术上查找入侵途径，终止非法侵入盗取服务对象信息的行为。对情节恶劣的入侵，盗取患者信息行为，立即上报保健院保卫办（电话：＿＿＿＿＿＿＿＿），或同时报警（　　　　）。同时报告医务部安全科（电话：＿＿＿＿＿＿＿＿），尽最大努力将服务对象信息被盗的影响缩到最小。

（4）如为医疗保健人员登录信息系统的用户名和密码丢失所致，立即通知信息中心（电话：＿＿＿＿＿＿＿＿），停止被盗用户名和密码的登录权限。

（5）如为服务对象纸质病历在院内流通、转运和存储任何环节发生遗失或被恶意盗用，立即上报保健院保卫科(电话：＿＿＿＿＿＿＿＿)、医务部安全办(电话：＿＿＿＿＿＿＿＿＿)和护理部(电话：＿＿＿＿＿＿＿＿)，协助找回病历。如丢失纸质病历牵涉到重大事件时，需立即报警，请公安机关协助找回丢失的服务对象纸质病历。

　　处理结束后应及时总结经验教训，采取有效的整改措施，预防再次发生，并写出总结报告。

三、应急处理流程

　　服务对象信息安全应急处理如图 3 – 21 所示：

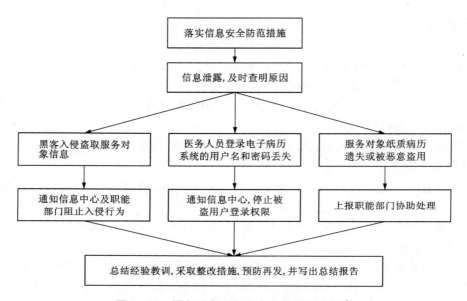

图 3 – 21　服务对象信息安全应急处理流程图

23.麻醉过程中意外与并发症处理流程

麻醉过程中的突发意外与并发症的应急处理流程如图3－22所示：

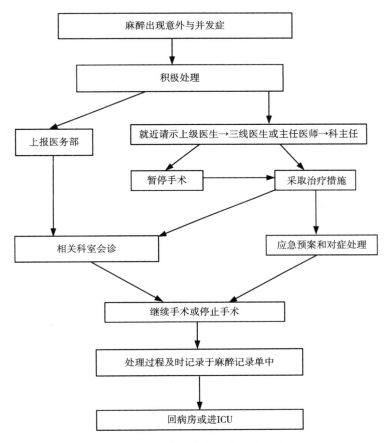

图3－22 麻醉过程中意外与并发症应急处理流程图

一、围术期心脏骤停：心脏停搏/无脉性电活动（PEA）

确定心电监护显示患者心搏骤停、波形消失、脉搏触摸不到、血压测不出，立即停止手术，开始CPR。

（1）呼叫帮助：手术室巡回护士、就近医务人员、报告二线、三线医生、科主任，启动紧急CPR团队。

（2）患者保持仰卧位。

（3）高流量纯氧通气，关闭吸入麻醉药。

（4）开始CPR，按照C－A－B步骤：

C：快而有力进行胸外按压，按压频率为 100～120 次/分，按压深度为 5～6 cm，确保胸壁弹回，尽量减少中断胸外按压。

A：保持气道通畅，仰头抬颏、解除舌后坠、吸引气道分泌物、放置口咽通气道或鼻咽通气道、环甲膜穿刺、气管插管。

B：呼吸囊、麻醉机呼吸为 8～10 次/分，潮气量为 500～600 mL，防止过度换气。

（5）除颤：

①心室颤动到给予电击时间不应超过 3 分钟，等待除颤器就绪时进行心肺复苏。

②支持单次电击之后立即进行心肺复苏，而不是尝试连续除颤的建议。

③除颤仪到达，立即开始除颤，双向波 200 J，电击后立即恢复 CPR。

（6）高级生命支持：

①诊断心律失常，心血管不稳定，酸碱平衡紊乱。

②处理：心跳复律/除颤；建立静脉通道/监测/扩容；循环及酸碱平衡紊乱纠正。

③药物治疗：

a. 肾上腺素：静脉/肌内注射剂量为每 3～5 分钟 1 mg。

b. 因室颤/无脉性室性心动过速导致心脏骤停，恢复自主循环后，可以考虑立即开始或继续给予利多卡因。

④考虑使用高级气道：声门上气道或气管插管。

监测呼气末二氧化碳波形形，对有气管插管患者应监测呼气末二氧化碳判断 CPR 效果。自主循环恢复后，$PETCO_2$ 通常大于 40 mmHg。医务人员可以把心肺复苏 20 分钟后低 $ETCO_2$ 与其他因素综合考虑，帮助确定终止心肺复苏的时间。

人工呼吸每 6 秒进行 1 次，即每分钟 10 次，伴以持续胸外按压。

⑤复苏后支持治疗：

a. 治疗可逆病因：积极纠正可逆性致病因素，如低血容量、缺氧、酸中毒、低钾血症/高钾血症、低温治疗、张力性气胸、心脏压塞、毒素、肺栓塞、冠状动脉血栓形成。

b. 低温与复苏：所有成年患者都应采用体温管理，目标温度选定在 32℃～36℃，并至少维持 24 小时，积极预防体温管理结束后昏迷患者发热加重神经功能损伤。

c. 复苏成功后转运至 ICU 继续治疗。

二、围术期低血压

（1）检查患者脉搏、血压、心率、节律和监测设备；如为室颤/室速，按围术期心脏骤停心脏停搏/无脉性电活动（PEA）相关预案处理。

（2）辨别导致低血压的原因：

①外科手术原因：外科操作刺激、腹腔镜气腹引起、手术拉钩、迷走神经刺激、大血管受压。

②麻醉原因：

a. 全身麻醉过深可导致血压下降、脉压变小，若麻醉前已有血容量不足者，表现更为明显。

b. 椎管内阻滞麻醉平面过广；剖宫产患者发生仰卧位低血压综合征。

③重新检查失血量：抽吸罐里的血量、纱布棉垫中的吸血、地上积血、内出血。

④药物过量/过敏：检查最近给予的药物、剂量错误；如为药物过敏，参见过敏反应处理

流程。

⑤呼吸原因：PEEP 过强、通气不足、缺氧、持续过度通气、气胸、肺水肿。

⑥循环原因：空气栓塞、心动过缓、心动过速、心肌缺血、栓塞（肺栓塞、脂肪栓塞、羊水栓塞、CO_2 栓塞）、严重败血症、心包压塞。

（3）处理：

①完全开放静脉输液。

②给予升压药，根据反应滴定。

a.轻度低血压：给予麻黄碱 5～10 mg，去氧肾上腺素 50～100 μg。

b.严重或顽固低血压：给予单次剂量肾上腺素 5～10 μg，考虑肾上腺素连续输注 0.1～1.0 μg/kg/min。

③高流量纯氧通气，降低吸入麻醉药。

④检查术野失血情况。

三、过敏反应

围术期过敏反应主要表现为低血压、支气管痉挛、高气道压力、呼吸音减弱或消失、心动过速、荨麻疹等，根据患者病情可分为 4 级：

Ⅰ级：主要为皮肤征，如红斑、风疹，伴或不伴血管性水肿。

Ⅱ级：皮肤征和中等程度的多器官受累，如低血压伴心动过速、气道高反应（咳嗽、通气困难）。

Ⅲ级：严重危及生命的多器官受累，如休克、心动过速或心动过缓、心律失常、支气管痉挛。皮肤征可能仅在动脉血压恢复后出现。

Ⅳ级：心搏骤停、呼吸骤停。

处理：

（1）快速识别潜在过敏原，并清除潜在的过敏原。

（2）Ⅰ级过敏反应可不予处理，Ⅱ级以上过敏反应需立即给予相应处理。

（3）给予负荷剂量肾上腺素（可能要重复）：

①负荷量：10～100 mcg，静脉给药，必要时重复。

②维持滴注：1～10 mcg/min。

（4）开放静脉通道或予以大剂量输液。

（5）建立安全气道，保持气道通畅，纯氧通气。

（6）严密监测患者生命体征变化：

①如果患者仍不稳定，关闭挥发罐，停止手术。

②重复给予肾上腺素后，仍然持续低血压的患者考虑予以血管升压素 1～2 units 静脉给药。

③对于负荷剂量肾上腺素有反应，但仍存在过敏症状的患者考虑滴注肾上腺素。

④二线抗过敏药物使用：苯海拉明 25～50 mg 静脉滴注；H_2 受体阻滞药雷尼替丁 50 mg 静脉滴注，西咪替丁 300 mg 静脉滴注；氢化可的松 100 mg 静脉滴注。

⑤类胰蛋白酶含量：第 0～1 小时、第 4 小时和第 18～24 小时检测。

（7）发生心脏骤停患者立即给予 CPR。

（8）常见过敏原：肌松药、抗生素、乳胶制品、静脉造影剂等。

四、不稳定性心动过缓

临床表现为心率＜50 次/min，麻醉过程中心率＜45 次/min，伴有低血压；突发精神状态改变；休克；缺血性胸部不适；急性心力衰竭等。

处理：

（1）纯氧通气，保证充足的氧合和通气。

（2）减少或停用所有麻醉药物。

（3）给予阿托品 0.2～0.5 mg 静脉注射/次，可重复给药至 3 mg。

（4）如为椎管内麻醉平面过广，同时伴有低血压，可给予麻黄碱 15～30 mg 静脉注射，重复使用阿托品，加快输液，调整麻醉平面。

（5）停止外科手术刺激：如腹腔镜手术，考虑放气腹。

（6）阿托品无效者，给予肾上腺素或多巴胺静脉输注：

①肾上腺素：2～10 ug/min，静脉泵注。

②多巴胺：2～10 ug/kg/min，静脉泵注。

（7）如患者心率仍持续无改善，考虑开始经皮起搏：

①胸部前后放置起搏电极片。

②起搏除颤器的三导联心电连接到患者。

③把监视器/除颤器设置为起搏器模式。

④设定起搏频率（PPM）80 次/min（根据临床反应调整起搏频率）。

⑤起搏电流从 60 毫安开始逐渐增大，直至夺获心室出现起搏心电图（起搏输出波尖峰与 QRS 波对齐）。

⑥起搏电流最终设置以高于起搏阈值 10 毫安。

⑦确认有效夺获心室。

a. 电子：通过心电图评估。

b. 机械：通过触摸股动脉搏动（颈动脉搏动不可靠）。

（8）如果患者情况仍不稳定：

①考虑停止吸入麻醉药。

②呼叫内科专家会诊（如心脏病专家）。

③评估是否为药物过量引起：如 β 受体阻滞药、钙离子通道阻滞药、地高辛等。

④对疑似心肌梗死患者（如心电图发生改变），呼叫心脏病专家会诊。

（9）如患者发生心脏骤停，立即开始 CPR。

（10）其他处理：

①密切监测循环变化，置入动脉测压。

②检测动脉血气分析，血红蛋白，电解质。

③排除心肌缺血：ECG、心肌酶学。

五、气管插管失败

（1）常见紧急困难气道的情况：

①反复插管后导致的不能通气、不能插管。

②外伤、动静脉血管畸形、布加综合征等插管时导致的口腔、鼻腔大出血。

③上呼吸道大量出血。

④大量反流。

⑤颌面部、头颈的严重外伤。

⑥喉头巨大。

（2）困难气道 ABS 处理流程：

A. 寻求帮助（ask for help）：任何时候寻求帮助始终应放在首要的位置。不管是低年资医生还是高年资医生，也不论是白天还是晚上，立即寻求帮助是对患者最负责的选择。

B. 呼吸通气（breathing）：在寻求帮助的同时，如果还可以用声门上工具进行通气（如反复插管后导致的不能通气、不能插管），则立即给予喉罩类、食管—气管联合导管、喉管、口咽通气道、带套囊的口咽通气管、面罩等声门上工具进行呼吸通气。然后进入下一步。

S. 外科气道包含 3 个含义：

①如果通气满意，可等待患者恢复自主呼吸（spontaneous breathing，S1）后再进行下一步处理。

②如果无法用声门上工具通气（如喉头巨大肿瘤等）或通气无效（如喉头严重水肿），则立即进行穿刺环甲膜进行给氧通气（stick cricothyroid membrane，S2）。

③如果因为套管针过小或者没有环甲膜穿刺套件，则立即进行环甲膜切开或气管切开。必要时既可在穿刺环甲膜进行供氧的同时行环甲膜切开或气管切开，又可以直接行环甲膜切开或气管切开（surgical airway，S3）。

（3）困难气道处理工具：

喉罩、口咽通气道、鼻咽通气道、视频喉镜、光棒、视可尼硬镜、纤维支气管镜、环甲膜穿刺套件、食道—气道联合管。

六、低氧血症

低氧血症是指血液中含氧不足，主要表现为血氧分压与血氧饱和度下降，通常由呼吸、循环异常所致。

紧急处理：

（1）高流量纯氧通气：

①确认气体分析仪上显示吸入氧浓度为100%。

②确认出现呼气末二氧化碳及二氧化碳波形的改变。

（2）呼吸回路完整性：断开、打结、漏气。

（3）检查患者生命体征：血压、气道压力（PIP）、脉搏。

（4）检测动脉血气分析。

（5）检测气体分析仪，确定吸入气体氧气含量。

（6）手动控制呼吸：检查顺应性，排除泄露麻醉机因素。

（7）气道检查：

①听诊呼吸音：双侧？清音？检查气管导管位置。

②断开呼吸回路，换用简易呼吸器。

③吸引（清除分泌物、防止黏液栓塞）。

④支气管镜。

（8）导致患者围术期低氧血症的原因：

①非气道原因：

a. 栓塞：肺栓塞、（静脉）空气栓塞、其他栓子（脂肪、脓毒症、二氧化碳）。

b. 心脏疾病：充血性心力衰竭、冠心病、心肌缺血、心包填塞、先天/解剖异常。

c. 严重脓毒症，如果与低血压相关。

d. 药物/过敏：给药情况、剂量错误/过敏/过敏反应、染料和异常血红蛋白（如高铁血红蛋白症、亚甲蓝）。

②气道原因：误吸；肺不张；支气管痉挛；低通气；肥胖/体位；气胸；肺水肿；主支气管插管；呼吸机通气设置导致自发性呼气末正压呼吸（auto PEEP）；纤维支气管镜、X 线片、ECG、超声、CT 等其他诊断性检查。

七、苏醒延迟

定义：全身麻醉结束后 90 分钟意识仍没有恢复。

（1）分析原因：麻醉药（肌松药、阿片类药物等残留），呼吸抑制（低 CO_2 血症、高 CO_2 血症、低钾血症、输液逾量、严重代谢性酸中毒等），术中严重并发症（大量出血、严重心律失常、脑梗死等），术中（长期低血压、低体温）。

（2）检查：

①确认所有的麻醉药物通道是关闭的。

②检查患者残余肌松（如果患者还未苏醒，使用肌松监测）。

③根据情况给予拮抗药物。

（3）常规监测：

①检查是否缺氧？高碳酸血症？体温过低？

②检测血糖，快速血糖检查。

③实验室检查：动脉血气分析、电解质。

④检查用药种类和药物剂量。

⑤完整的神经系统功能检查（如果气管插管，检查局部神经功能缺陷，瞳孔不对称运动，呕吐反射等）。

⑥检查肌肉阻滞状态，必要时应用肌松监测仪检测肌松状态。

（4）回顾病史、麻醉单了解患者既往病史、术前用药、麻醉管理、麻醉药物使用种类及剂量，排除可能引起苏醒延迟的原因。

处理：

①拮抗药物：

a. 如肌松药残留，可以应用新斯的明 1 mg ＋ 阿托品 0.5 mg 拮抗肌松。

b. 阿片类药物拮抗药纳洛酮 40 ug 静脉注射，每 2 分钟重复一次，最大剂量 400 ug。

c. 苯二氮䓬类药物拮抗药：氟马西尼 0.2 mg 静脉注射，每 1 分钟重复给一次，最大剂量 1 mg。

②如血糖 < 3 mmol/L，静脉注射 50% 葡萄糖 50 mL；若血糖升高，应给予胰岛素治疗。

③测量患者体温，必要时采用保温或加温措施。尽管应用保温毯、被或其他设备，也不应该忽视手术室或 PACU 温度的调节；给予加温液体也有帮助。

④纠正电解质紊乱 低血钠必须缓慢纠正，最大安全剂量为每日升高 5～10 mmol/L 或每小时 2 mmol/L，直到血浆钠水平达 120 mmol/L。

（5）非上述原因，必须怀疑颅内事件引起：进行神经系统检查，必要时请神经内科专家会诊。检查（CT）通常是必要的。

八、局部麻醉药毒性反应

通常由于局部麻醉药入血或使用过量，血液中局部麻醉药浓度超过中毒阈值所致。

（1）临床表现：

①轻者：只感觉到有些不适，如头晕、耳鸣、舌头麻木。

②严重者：昏迷、惊厥、抽搐、心律失常、低血压、心脏骤停。

（2）处理：

①紧急呼叫，急救设备车，成立急救小组。

②停止注入局部麻醉药。

③发生惊厥时注意保护患者，避免发生意外损伤。

④建立人工气道，确保足够通气和氧合，吸氧，并进行辅助呼吸，呼吸停止时，进行控制呼吸或静脉注射肌松药后气管内插管，机械通气。

⑤开放静脉通道，维持血流动力学稳定，必要时静脉使用升压药，监测有创动脉血压（舒张压 > 20 mmHg）。

⑥静脉注射硫喷妥钠或咪达唑仑或地西泮控制惊厥。

⑦若症状持续存在或患者状态不稳定，静脉使用脂肪乳剂：快速静脉注射负荷剂量 20% 脂肪乳剂 1.5 mL/kg（75 kg 体重成人快速给予 105 mL），随后以 0.25 mL/kg/min 静脉滴注。

⑧若心跳停止时立即行胸外按压（如果是产妇立即实施 5 分钟紧急剖宫产）。

⑨复苏成功之后收住 ICU。

九、全脊髓麻醉

（1）原因：硬膜外麻醉时大量局部麻醉药进入蛛网膜下隙所致。

（2）临床表现为硬膜外腔注药后迅速出现以下情况（一般 5 分钟内）：

①非预期感觉平面迅速上升。

②上肢麻痹或无力。

③心动过缓、低血压(或恶心/呕吐)。

④意识不清。

⑤呼吸停止。

⑥严重者出现室性心律失常或心脏骤停。

(3)处理:

①如发生心脏骤停应立即施行 CPR(紧急呼叫,急救设备车,成立急救小组)。

②建立人工气道,进行人工通气,必要时予以气管插管。

③快速静脉输液,使用血管活性药物维持循环稳定。

④严重心动过缓立即给予肾上腺素(起始剂量 10~100 ug,必要时加大剂量;轻度心动过缓时,给予阿托品 0.5~1 mg 静脉注射)。

⑤如为孕妇,立即通知妇产科和新生儿科,紧急剖宫产准备,采用子宫左侧位,监测胎儿心率。

⑥对患者进行严密监测直至神经阻滞症状消失。

24. 手术患者错误应急预案

一、防范措施

在接手术患者前、手术开始前、手术中、手术结束后等过程中,手术医生、麻醉师、手术室护士应严格按照安全核查制度,仔细核对患者信息,确认手术患者正确无误。

二、应急处理措施

(1)在接手术患者前或手术开始前,如发现手术患者错误,立即暂停或取消其手术,安抚患者,并立即与手术医生联系。再次与病房沟通,核对手术患者信息,确认无误后重新接患者。待确认手术患者正确无误后,方可实施手术。

(2)手术进程中,如发现手术患者错误,应立即停止手术。当班护士立即向护士长汇报,护士长必须马上向护理部(电话:_____)汇报;手术医生立即向科室主任汇报,并立即上报医务部(电话:_____),节假日及非正常上班时间上报医院总值班(电话:_____),经讨论后决定进一步处理。

(3)当班护士、麻醉医生应密切观察患者的病情变化,以便随时处理紧急情况。

(4)相关人员书写有关报告提交医务部。

(5)及时总结经验教训,采取有效的整改措施,预防再次发生,并写出总结报告。

25. 手术患者手术部位错误应急预案

一、防范措施

在接手术患者前、手术开始前、手术中、手术结束后等过程中，手术医生、麻醉师、手术室护士应严格按照手术安全核查制度，仔细核对患者信息、手术通知单及手术部位标识等，确认手术患者手术部位正确无误。

二、应急处理措施

（1）工作人员在接手术患者前或手术开始前，如发现患者手术部位错误，立即暂停或取消其手术，安抚患者，并立即与手术医生联系。待更改并核对手术患者手术部位正确无误（患者信息、手术部位标识、影像资料、病历及通知单等完全一致）后，方可实施手术。若患者及亲属提出异议，应立即上报医务部（电话：＿＿＿＿＿＿＿＿＿）进一步处理。

（2）手术进程中，如发现患者手术部位错误，应立即停止手术。注意保护性医疗，不在手术间议论。配合医生处置，将危害降到最低。当班护士立即向护士长汇报，护士长必须马上向护理部（电话：＿＿＿＿＿＿＿＿＿）汇报；手术医生立即向科室主任汇报，并立即向医务部上报（电话：＿＿＿＿＿＿＿＿＿），节假日及非正常上班时间上报医院总值班（电话：＿＿＿＿＿＿＿＿＿），经讨论后决定进一步处理。

（3）当班护士、麻醉医生应密切观察患者的病情变化，以便随时处理紧急情况。

（4）相关人员书写相关报告交医务部及护理部，医务部及护理部视事件严重程度决定是否上报院领导。

（5）及时总结经验教训，采取有效的整改措施，预防再次发生，并写出总结报告。

三、应急处理流程

发生手术患者手术部位错误应急处理流程如图 3 - 23 所示：

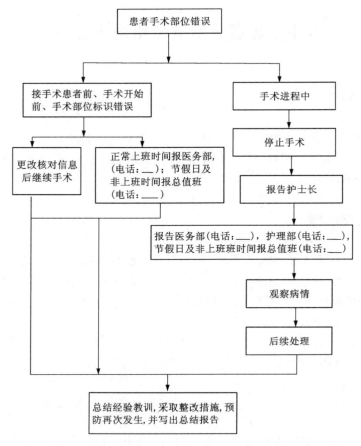

图 3 – 23　手术患者手术部位错误应急处理流程图

26. 手术标本错误应急预案

一、防范措施

（1）采集手术标本前仔细查对医嘱，明确检验项目、目的及注意事项；根据检验目的选择容器，按要求贴好标签并在标签上注明科室、床号、姓名、住院号、标本名称等，以保证标本采集准确无误。对检验项目有疑问时应与手术医生核实清楚后方可执行。

（2）严格查对：采集标本前、后及送检前应认真查对患者科室、床号、姓名、住院号、标本名称、检验项目等，以保证标本采集准确无误。

（3）正确采集：各种标本的采集方法、采集量和采集时间要正确。凡培养标本，需放入无菌容器内，不可混入防腐剂、消毒剂及其他药物，采集时严格执行无菌操作；标本送快速时，不可浸泡标本固定液，直接送检即可；而常规标本，则需督促医生浸泡标本固定液。

（4）及时送检：快速标本采集后应及时送检，不应放置过久，以免影响检验结果。标本是送病理科还是细胞室应与送检人员交代清楚。

（5）加强医护人员标本采集知识和操作技能培训，以及送检人员知识培训。

二、应急处理措施

（1）立即查明标本错误原因：如标本采集部位不正确、收集标本方法不正确、送达地点不正确等，给予纠正（采集部位不正确的重新采集；收集方法不正确的及时与医生及患者商量是否可以用别的送检方法代替；送达地点不正确的重新确认后重新送检）。

（2）与手术医生做好沟通，必要时与患者进行有效沟通，取得患者的同意，重新留取检验标本。

（3）重新查对，以保证再次采集的标本准确无误并安全送达检验部门。

（4）科室开会组织讨论并分析原因，及时总结经验教训，采取有效的整改措施，预防再次发生，并写出总结报告。

27. 手术标本遗失应急预案

一、防范措施

（1）手术台上的标本由洗手护士负责保管，快速标本由手术医生剖视后交巡回护士登记，而后交由物业工人送检；常规标本手术完成后交由手术医生浸泡，洗手和巡回护士督促其完成。

（2）加强对年轻医生、护士、送检人员的培训、教育及监督。

（3）做好标本交接手续，减少标本丢失、损坏或人为地复制或补充标本，避免以虚假的标本影响检验标本的真实性。

（4）确保运送过程的规范性及标本安全性。

二、应急预案

（1）术中发现标本遗失应立即通知手术医生和麻醉医生，共同检查手术器械、敷料、布类和垃圾袋等一切可能的位置，立即追查哪个环节出现的问题。及时找回标本。

（2）手术后发现标本遗失，当台手术巡回护士及洗手护士应协助手术医生、标本送检人员共同查找该台手术敷料、布类及垃圾袋，立即追查哪个环节出现的问题。及时找回标本。

（3）若最终标本未找到，应立即报告护士长，通知手术医生及时采取补救措施。

（4）安抚患者及家属，必要时与患者进行有效沟通，取得患者的同意，重新留取检验标本。

（5）对不能采取补救措施，应上报有关部门。

（6）科室开会组织讨论，分析原因，提出整改措施。

28.门诊就诊者突发意外应急预案

按照急危重症优先处置的相关制度组织相关工作，救治原则：首诊负责，就地抢救，就近呼救，划片包干。

一、应急预案

（1）做好医务人员急救培训。抢救物品、器材、药品必须完备，定人管理、定位放置、定品种、定数量，及时检查、及时补充、及时维修，所有抢救设施均处于应急备用状态，有明显标记，不准任意挪动或外借。

（2）当患者出现生命危险，护士根据病情立即采取力所能及的抢救措施，如测量脉搏、呼吸、血压、吸氧、吸痰、建立静脉通道、CPR等，同时立即报告医生。

（3）参加抢救人员必须分工明确，紧密配合，听从指挥，坚守岗位，严格执行各项规章制度和抢救规程。

（4）抢救过程中严密观察病情变化，对危重患者就地抢救，待病情稳定后方可搬动。抢救期间，应有专人守护。

（5）及时、正确执行医嘱，医生下达口头医嘱时，护士应复述一遍，抢救结束后，所用药品的安瓿必须两人核对记录后方可弃去，并提醒医生据实、及时补开医嘱。

（6）详细、及时、准确记录病情变化、抢救经过、各种用药等，因抢救患者未能及时书写病历的，有关人员应当在抢救结束后6小时内补充记录，并加以注明，仔细交接班。

（7）及时与患者家属或单位联系。

（8）抢救结束后，做好器械的清理消毒工作，及时补充抢救药品、物品，确保抢救物品处于完好备用状态。

二、应急处理流程

门诊就诊者突发意外处理流程如图3-24所示：

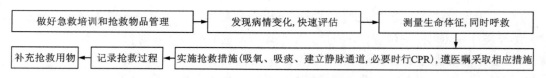

图3-24 门诊就诊患者突发意外处理流程图

29. 疑难危重孕产妇救治应急预案

为加强院内孕产妇急救工作，保证院内疑难危重孕产妇救治"绿色通道"的畅通，有效提高疑难危重孕产妇救治的成功率，杜绝医疗隐患的发生，特制定本预案。相关科室在疑难危重孕产妇抢救中必须依照此方案执行。

一、组织领导

1. 疑难危重孕产妇抢救领导小组

组长：院长

副组长：党委书记、分管副院长、孕产保健部部长

组员：医务部主任、保健部主任、质控科主任、院感科主任、医疗安全办公室主任、护理部主任、孕产保健部副部长

2. 疑难危重孕产妇抢救专家组

组长：分管副院长

组员：党委书记、医务部主任、产科主任、妇科主任、麻醉科主任、急诊科主任、内科主任、新生儿科主任、检验科主任、输血科主任、药学部主任、乳腺科主任、护理部主任、产科护士长、麻醉科护士长

3. 医务部、护理部负责日常工作管理，下设专干一名

医务部专干：_____

护理部专干：_____

二、工作职责

（1）疑难危重孕产妇抢救领导小组：负责疑难危重症孕产妇的救治、会诊及转诊工作的组织与协调，及时解决抢救过程中存在的部门协作及资源调配问题，保证转诊救治流程高效通畅，急救技术力量与系统设备统一调配，血液及其制品足量及时供应等，努力提高救治效果。审定妇幼保健院孕产妇抢救程序、相关制度及考核体系。

（2）疑难危重孕产妇抢救专家组：负责疑难危重孕产妇的会诊和抢救，根据急危重孕产妇情况制定抢救方案，努力提高孕产妇抢救成功率。参加疑难危重孕产妇死亡评审讨论会，完善抢救转诊流程，加强技术培训与实战演练，并对分片负责医疗机构（××省、××市、××区等）定期进行技术指导。对于会诊抢救不及时，或推诿会诊，未履行专家组工作职责的个人，将取消其专家组组员资格并承担相应责任。

三、院内疑难危重孕产妇救治预案

保健院医务人员均应高度重视疑难危重孕产妇救治工作，严格执行首诊负责制，严禁推

诿、拒诊疑难危重孕产妇。

1. 院内疑难危重孕产妇观察制度

(1)病房日常分娩的产妇，要严密观察病情，有危重病情发展趋向的，应当及时诊治和组织抢救。

(2)对入院待产的高危孕产妇，入院时要制订治疗方案，并根据病情变化及时调整和及时组织抢救。

(3)门诊发现危重孕产妇要马上通知病房做好抢救准备工作，接诊医生或护士要亲自护送孕产妇到病房。

(4)按照院内疑难危重症孕产妇三级预警管理方案(见附件5)实施。

2. 急诊接诊制度

(1)急诊科接诊疑难危重孕产妇后，应详细了解病情，尤其是有无内外科合并症，通知产科值班医生接诊，必要时通知产科二线值班医生和急诊科主任亲自查看患者。一旦发现疑难危重孕产妇后，即开通"危重孕产妇救治绿色通道"，首诊科室负责通知各相关科室，各科室应积极协作，保证救治通道畅通。

(2)检查、检验科室接到危重孕产妇抢救通知的检查、检验项目须以最快的时间完成相关检查、检验，及时出具报告，并标明接受标本时间及发报告时间(要求具体到分钟)。

(3)在救治中需要多科协作和综合保健院技术支援的，应及时通知医务部或保健院"疑难危重孕产妇抢救领导小组"，负责人员调度、联络、求援。

(4)需要急诊手术的孕产妇，急诊科应在通知产科值班医生的同时，做必要的手术准备；手术室必须在最短时间内安排手术；相关科室按照保健院手术分类及权限要求安排手术。

(5)疑难危重孕产妇原则上收住产科，如出现科室无剩余床位不能收治等特殊情况，值班医生应逐级上报，由三线值班医生或科主任协调解决，如协调解决困难，应上报医务部，由医务部根据患者病情，协调院内相关科室暂时收治，其他专科应积极配合。

(6)经医务部积极协调后仍无法收治的危重孕产妇，须由相应专科二线值班医生确认其病情允许，且报医务部同意后方能转院，相关科室、医务部、医院总值班室均应详细记录事情处理经过。

(7)需要转诊的要报请医务部同意。转诊前及转送过程中需采取必要的抢救处理措施，转送时必须有知情的医务人员护送，同时向转诊保健院报告患者情况，以便做好接诊准备工作。送到后护送人员应在介绍完病情并办理好相关转诊手续后方可离开。

(8)急诊救治流程(图3-25)：

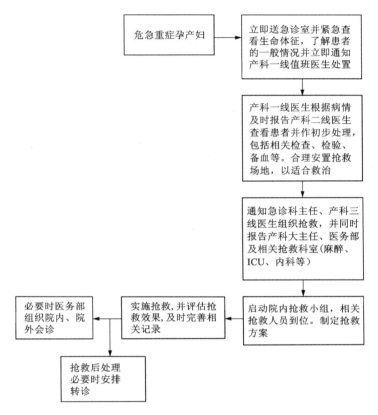

图3-25　危急重症孕产妇救治应急处理流程图

四、院外疑难危重孕产妇转诊及会诊制度

(1)24小时预约转诊联系人为急诊科医生(电话：＿＿＿＿＿＿＿＿)。按照《××省疑难危重孕产妇救治与转诊工作方案》规定，省部直医疗机构对全省疑难危重孕产妇实行分片、分病种救治。院内负责接收××省、××市、××区产科并发症、分娩期合并症的转诊和会诊服务。

(2)紧急转诊直接联系医务部(电话：＿＿＿＿＿＿＿＿＿＿)或医院总值班室(电话：＿＿＿＿＿＿＿)，必要时联系以下人员：

医务部＿＿＿＿＿＿＿专干，手机：＿＿＿＿＿＿＿。

＿＿＿＿＿＿主任，手机：＿＿＿＿＿＿＿。

(3)相关人员接到转诊电话后，应详细询问记录患者情况，做好接诊准备，同时通知产科。特殊情况及时报告医务部，并在专用登记本做好记录。

(4)转诊接收住院患者，在该患者结束本院治疗后，应完善"湖南省疑难危重孕产妇转诊、反馈单"，此表纳入病历保存，同时复印一份反馈至转出保健院。

(5)院外会诊指导流程：

普通会诊按卫健委《医师外出会诊管理暂行规定》执行，由医务部通知会诊值班专家完成会诊任务；急会诊除按卫健委《医师外出会诊管理暂行规定》执行外，医务部应要求邀请方同时向院内简述患者病情及救治工作中的主要困难，并做好记录；用电话等形式提出会诊邀请的，应要求邀请方及时补办书面手续，会诊完毕后交专家带回院内医务部。

被通知的专家接到会诊通知后应立即出诊，如有困难应及时提出，保健院将给予支持，并提供交通、工作便利。

（6）医务部和产科应与转诊地区相关部门及对口支援单位、技术指导单位定期联系、沟通并协调相关工作，保持疑难危重孕产妇会诊、转诊与抢救绿色通道畅通。

五、加强监督与管理

（1）每年召开两次妇幼保健院疑难危重孕产妇抢救领导小组、专家组工作会议，对疑难危重孕产妇救治、会诊及转诊工作进行总结、讨论及修改完善相关制度。

（2）每季度举行一次疑难危重孕产妇评审讨论会。评审标准为《孕产妇危重症病例评审流程》。

（3）医务部、护理部不定期对此项工作进行督察，督促相关科室和人员按照规定做好疑难危重孕产妇救治、会诊及转诊工作，保持绿色通道畅通。组织学习和演练，努力提高孕产妇抢救成功率。

（4）对于在工作中违反规定，推诿急危重症孕产妇等，耽误抢救时间，导致孕产妇、围产儿死亡或发生严重并发症者，经专家组确认后，对责任科室和个人严肃处理。

六、其他

（1）危重孕产妇上报流程（见附件5：疑难危重症孕产妇三级预警管理方案）。

（2）贫困危重孕产妇救治：救治过程中存在经费不能及时到位影响抢救时，医务人员应先行救治，同时请示医务部并报主管院长备案。

各科室根据疑难危重孕产妇抢救应急预案，明确相关科室与人员的职责及联系方式。健全规章制度，不断完善抢救转诊流程，由医务部、护理部负责组织相关人员定期进行技术培训与实战演练，不断提高救治水平。

附件5：疑难危重症孕产妇三级预警管理方案

一、总原则

将疑难危重症孕产妇按疾病严重程度予以分级预警，并予以相应地早期处理和持续评估，提高患者疾病的早期辨别和反应率，降低母子伤残和死亡率。

二、三级预警管理方案

疑难危重症孕产妇三级预警管理具体方案见表 F3 - 1。

表 F3 - 1　疑难危重症孕产妇三级预警方案表

评估分类	疾病	标识	处理
一级预警——病情极严重，严重危及母子生命，甚至需要高级生命支持	(1)3 个脏器功能受损、重症感染，生命体征不平稳； (2)妊娠并发症：重度子痫前期并发脑血管意外、高血压危象、子痫(持续昏迷)、难治性产后出血、羊水栓塞等； (3)妊娠合并症：肺动脉高压、重症肺炎、哮喘持续状态、呼吸衰竭、重症肝炎、出血坏死性胰腺炎、酮症酸中毒、甲亢危象、血小板 $< 20 \times 10^9/L$、极重度贫血、颅内出血、肝性脑病、恶性肿瘤等	病区护士站一览卡、病历牌、床头等贴红色标签	(1)告病危，持续生命体征监测； (2)治疗组长(二线、三线)报告科主任； (3)科主任(二线、三线)报告医务部； (4)医务部组织院内讨论，共同拟定治疗方案； (5)视情况请院外专家会诊； (6)转重症医学科
二级预警——病情严重，严重危及母子生命	(1)脏器功能受损、感染、生命体征不平稳； (2)妊娠并发症：重度子痫前期并发心力衰竭、子痫、产后出血、胎盘早剥、凶险型前置胎盘； (3)妊娠合并症：心功能Ⅳ级、右向左分流型先心病、严重心律失常、风湿热活动期、慢性肾脏疾病伴严重高血压、肾功能不全等	病区护士站一览卡、病历牌、床头等贴橙色标签	(1)告病危或病重，持续生命体征监测； (2)治疗组长(二线、三线)报告科主任； (3)科主任组织科内或请院内相关专科专家参加讨论，共同拟定治疗方案； (4)转相关学科

续表 F3 - 1

评估分类	疾病	标识	处理
三级预警 ——病情较重，极有可能危及母子生命	(1)妊娠并发症：三胎妊娠、Rh 血型不合、中央性前置胎盘、子痫前期、羊水过多等； (2)妊娠合并症：心脏病变较严重、心功能Ⅱ~Ⅲ级、心肌炎后遗症、较严重的心律失常、胸廓畸形、哮喘伴肺功能不全、急性肾盂肾炎、水肿型胰腺炎、慢性肾功能不全失代偿期、病情未稳定的甲状腺疾病、血小板减少(PLT < 50 × 10⁹/L)、重度贫血、癫痫、SLE	病区护士站一览卡、病历牌、床头等贴黄色标签	(1)告病重，Q4H 监测生命体征； (2)治疗小组组长报告病区主任； (3)病区主任组织可能讨论，共同拟定治疗方案； (4)请院内相关专科专家会诊

三、三级预警处理流程

(1)一级预警：病情危重，严重危及母子生命，甚至需要高级生命支持，预计 6 小时内病情会变化，处理流程如图 F3 - 2 所示：

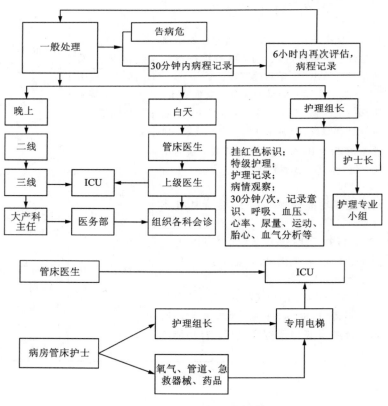

图 F3 - 2　一级预警处理流程图

（2）二级预警：病情严重，危及母子生命，预计12小时内病情会变化，处理流程如图F3-3所示：

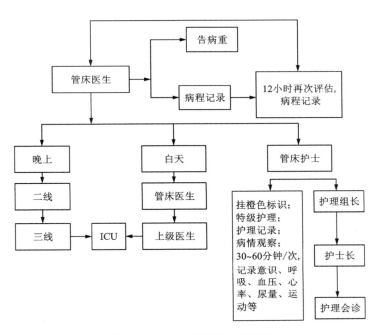

图 F3-3 二级预警处理流程图

（3）三级预警：病情较重，极有可能危及母子生命，预计24小时内病情会变化，处理流程如图F3-4所示：

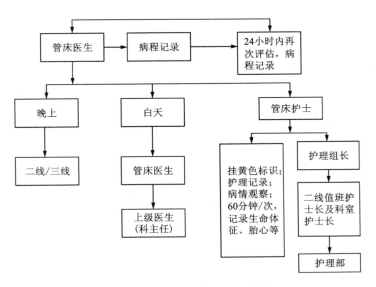

图 F3-4 三级预警处理流程图

四、启动三级预警的标准

如果患者出现下列任何预警迹象，启动三级预警管理。

（1）意识改变：淡漠、谵妄、烦躁不安、神志不清、乱语。

（2）呼吸：$SPO_2 < 90\%$；$R > 20$ 次/分或 < 12 次/分。

（3）循环：收缩压 < 90 mmHg 或 > 180 mmHg；$HR < 60$ 次/分或 > 120 次/分。

（4）泌尿：尿量 < 17 mL/h。

（5）运动：肢体活动受限；抽搐发作。

（6）血液：血小板 $< 20 \times 10^9/L$；$Hb < 60$ g/L；APTT 延长 2 倍以上；不明原因的出血。

（7）检验：PH < 7.3 或 > 7.5；$[K^+] < 3$ mmol/L 或 > 6 mmol/L；$[Na^+] < 125$ mmol/L 或 155 mmol/L；$[Mg^+] < 0.4$ mmol/L 或 > 2.0 mmol/L；血糖 < 3.5 mmol/L 或 > 12 mmol/L。

（8）胎心：胎心 < 110 次/分或 > 180 次/分。

（9）腹痛：不明原因的腹痛。

30. 导管脱落应急预案

一、防范措施

（1）所有管道必须妥善固定，由置管者做好标记，详细记录管道名称、留置时间、部位、长度，观察和记录引流管内引流液的性质、量，发现异常，及时处理。

（2）加强对高危患者（如意识障碍、躁动、有拔管史、依从性差的患者）的观察，作为重点交接班内容详细交接。

（3）做好患者及亲属的健康宣教，提高其防范意识及管道自护能力。

（4）严格遵守操作规程，治疗、护理中动作轻柔，注意保护导管，防止导管脱落。

（5）加强培训，提高护士防导管脱出移位的风险意识。如 PICC 置管，穿刺时尽量避开肘窝，以透明敷料固定体外导管，也可使用固定翼加强导管固定；更换敷料时，避免将导管带出体外。

二、应急处理措施

根据脱落导管的类别采取相应的措施，查找原因，做好记录和交接班，防止再次脱管。

（1）伤口引流管脱落　立即报告医生，将脱出的引流管交给医生查看是否完整，如有管道断裂在体内，须进一步处理；观察伤口渗出情况，需要再次置管时，协助医生做好相关准备。

（2）胸腔闭式引流管脱落　引流管与引流瓶连接处脱落或引流瓶损坏，立即夹闭引流管并更换引流装置；引流管从胸腔滑脱，立即用手捏闭伤口处皮肤，通知医生并协助处理。

（3）"T"管脱落　立即报告医生，密切观察腹痛情况，告知患者暂禁食禁饮，必要时协助医生重新插管。

（4）胃管脱落　观察患者有无窒息表现，是否腹胀；如病情需要，遵医嘱重新置管。

（5）导尿管脱落　观察患者有无尿道损伤征象，是否存在尿急、尿痛、血尿等现象；评估患者膀胱充盈度、是否能自行排尿，必要时遵医嘱重新置管。

（6）气管导管脱落　对气管切开患者立即用止血钳撑开气管切开处，确保呼吸道畅通，同时报告医生，给予紧急处理。

（7）PICC置管/深静脉置管脱落。

①导管部分脱出：观察导管脱出的长度，用无菌注射器回抽，如无回血，报告医生，遵医嘱用肝素钠注射液或尿激酶通管，如导管不通畅则拔管；如有回血，用0.9%氯化钠溶液冲管保持通畅，重新固定，严禁将脱出的导管送回。

②导管完全脱出：测量导管长度，观察导管有无损伤或断裂；评估穿刺部位是否有血肿及渗血，用无菌棉签压迫穿刺部位，直到完全止血；消毒穿刺点，用无菌敷贴覆盖；评估渗出液性状、量；根据需要重新置管。

③导管断裂：如为体外部分断裂，可修复导管或拔管。如为体内部分断裂，立即报告医生并用止血带扎于上臂；如导管尖端已漂移至心室，应制动患者，协助医生在X线透视下确定导管位置，以介入手术取出导管。

（8）自控镇痛泵（patient-controlled analgesia，PCA）导管脱落　立即检查导管末端是否完整，报告医生及麻醉医生进行处理，密切观察病情及生命体征变化。

三、应急处理流程

发生导管脱落应急处理流程如图3-26所示：

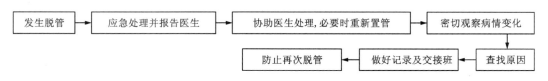

图3-26　导管脱落应急处理流程图

31. 心跳、呼吸骤停应急预案

一、防范措施

（1）加强危重患者监护，每15～30分钟巡视一次。

（2）记录患者生命体征，病情异常随时通知医生查看处理。

（3）床旁备好急救物品。

二、应急处理措施

（1）患者出现呼吸、心跳骤停，立即就地抢救并同时呼救，并携带抢救器材（抢救车、除颤仪等）参与抢救。

（2）将患者仰卧于地面或去枕平卧于硬板床上，暴露胸部，松开裤带，迅速进行胸外按压。

（3）去除义齿及清除口鼻内分泌物和异物，开放气道，使用简易呼吸气囊保持气道通畅。

（4）抢救人员未达到之前发现者先按照胸外按压与人工呼吸为 30∶2 的比例行 5 个循环 CPR，抢救器材未到达前不得中途间断。

（5）抢救器材（抢救车、除颤仪等）到达后尽快除颤，行气管内插管，使用心肺复苏仪、呼吸机辅助呼吸。

（6）迅速建立静脉通道，最好开辟 2 条以上静脉通道，遵医嘱给予必要的抢救药物。

（7）进一步急救措施：心电监护、药物复律、纠正酸中毒与电解质紊乱、脑复苏等。

（8）参加抢救人员应注意互相密切配合，有条不紊，严格查对，做好用药记录，并保留各种药物安瓿及药瓶。

（9）抢救期间严密观察患者的生命体征，及时（6 小时内）完成抢救记录，并做好交接工作。

（10）及时与患者亲属沟通抢救进展情况，做好亲属安抚工作，避免医疗纠纷。

三、应急处理流程

发生患者心跳、呼吸骤停应急处理流程如图 3 - 27 所示：

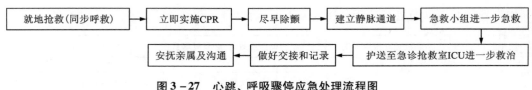

图 3 - 27　心跳、呼吸骤停应急处理流程图

32. 呼吸衰竭应急预案

一、防范措施

（1）正确评估高危患者，对患有影响通气、换气功能疾病者应给予正确的氧疗措施。

（2）鼓励、指导并协助患者进行有效的咳嗽，促进排痰，保持呼吸道通畅。

（3）加强呼吸道护理，维持良好的气道湿化，按医嘱进行雾化治疗，以利于痰液稀释，促进痰液排出。

（4）遵医嘱合理用药（如抗感染、解痉等药物），积极治疗呼吸系统疾病，密切观察药物疗效与不良反应。

（5）对患者进行心理安抚，指导患者采取舒适的体位。

（6）密切观察病情变化，及早发现呼吸衰竭的先兆症状，及时给予有效的治疗和护理。

二、应急处理措施

（1）建立和维持通畅的气道。在氧疗和改善通气之前，必须采取各种措施（清除口腔、鼻、咽喉部分泌物，机械吸引等）解除呼吸道阻塞，使呼吸道保持通畅。

（2）协助和指导患者采取舒适的卧位，如半坐卧位有利于改善患者的呼吸困难。

（3）采取正确的氧疗措施。通过提高肺泡内氧分压（PaO_2），增加 O_2 弥散能力，提高动脉血氧分压和血氧饱和度，增加可利用的氧。氧疗一般根据生理和临床的需求来调节吸入氧浓度，使动脉血氧分压达 8kPa 以上，或 SaO_2 为 90% 以上。耗氧量增加如发热时，可增加吸入氧浓度。合理的氧疗可提高治疗呼吸衰竭的疗效，如慢性阻塞性肺疾病患者长期低浓度氧疗（尤在夜间）能降低肺循环阻力和肺动脉压，增强心肌收缩力，从而提高患者活动耐力和延长存活时间。

（4）增加通气量、减少 CO_2 潴留。必要时行气管插管或气管切开建立人工气道、机械通气，以纠正缺氧和二氧化碳潴留。

（5）遵医嘱正确用药，密切观察药物的疗效。如合理使用支气管解痉药、肾上腺皮质激素缓解支气管痉挛；及时纠正酸碱平衡失调和电解质紊乱；合理使用利尿药；控制感染；积极治疗原发病。

（6）加强营养支持。鼻饲高蛋白、高脂肪、低碳水化合物、富含维生素与微量元素的流质饮食，必要时静脉高营养治疗。病情稳定后，协助经口进食。

（7）及时完善各种记录，如各种抢救、治疗、护理措施等记录。

（8）完善各种告知措施，加强与患者及亲属的沟通，使彼此对病情和治疗能够理解和配合。

（9）做好患者的心理安抚，指导其采用舒适的体位，避免一切增加耗氧量的活动，避免焦虑、保持情绪稳定，有利于缓解呼吸困难、改善通气。

三、应急处理流程

患者呼吸衰竭应急处理流程如图 3-28 所示：

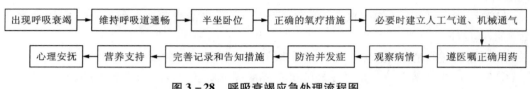

图 3 - 28　呼吸衰竭应急处理流程图

33. 高热惊厥应急预案

一、防范措施

（1）提高机体免疫功能。加强营养，鼓励母乳喂养，及时添加辅食。按时预防接种，积极防治各种慢性疾病，如佝偻病、营养不良及贫血等。生活规律睡眠充足，较大的孩子要加强体育锻炼，以增强体质。

（2）预防感冒。天气变化时，适时增减衣服，避免受凉；感冒流行季节避免到人多的公共场所活动，避免接触传染源，防止感染；每天不定时开窗通风，保持室内空气流通。

（3）积极退热。家中备 1～2 种常用的退热药，指导家长熟练掌握体温计的使用方法和退热药物的适应证、使用剂量、用法及注意事项等。体温上升快且体温高时易发生惊厥，当体温超过 38℃，可予物理降温；体温超过 38.5℃，应立即口服布洛芬等退热药，及时送往医院诊治。

（4）密切观察，及时发现症状。特别是对有惊厥病史的患儿，发现异常应常规监测体温，及时掌握体温变化。

（5）住院患儿出现上呼吸道感染时，在一般治疗的同时，应多喂水，保持室内通风，如出现体温持续上升时，应及时采取镇静药和降温措施，避免发生惊厥。

（6）如在体温上升过程中，患儿出现惊跳，应予迅速降低体温，以免发生惊厥。

二、应急处理措施

（1）立即报告医生，就地抢救。

（2）将患儿平卧，解开衣领，头偏一侧，清除口鼻分泌物，防止窒息。

（3）给予氧气吸入。

（4）建立静脉通道，遵医嘱给予镇静药物，同时迅速给予物理降温或药物降温。注意观察药物疗效及不良反应。

（5）备好急救药品及用物，如开口器、气管插管用物等。

（6）防止外伤：已长牙患儿上下臼齿间放置牙垫，防止舌咬伤；将纱布放在患儿手中及腋下，防止皮肤摩擦受损；床边放置床档，防止坠床；移开可能伤害患儿的物品；勿强力按压或牵拉患儿肢体，以免骨折或脱臼。

（7）密切观察患儿生命体征、神志、瞳孔变化，若发现异常。及时通知医生。惊厥发作时，还要注意其类型、抽搐的特点、次数、持续时间和间隔时间等。

（8）保持安静，操作轻柔，减少刺激，避免惊厥发作，禁止抱起患儿大声呼唤、摇动。

（9）稳定患儿及家长情绪，取得其配合，并指导家长掌握预防惊厥的措施。

（10）在抢救结束后6小时内，准确书写抢救记录。

三、应急处理流程

发生患者高热惊厥应急处理流程如图3－29所示：

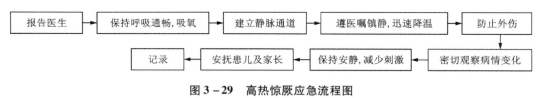

图3－29　高热惊厥应急流程图

34.药物过敏性休克应急预案

一、防范措施

（1）用药前详细询问患者药物过敏史、用药史、家族史，已知对某种药物过敏的患者，禁用该药物（TAT行脱敏注射除外）。

（2）正确实施药物过敏试验。

（3）过敏试验阳性者，报告医生，并在床头卡、医嘱单、三测单、治疗卡上注明过敏药物名称，床头挂醒目的过敏试验阳性药物标志，并告知患者和亲属。

（4）严格执行"三查八对"，用药过程中密切观察药物反应，警惕过敏反应延迟发生。

二、应急处理措施

（1）一旦发生过敏性休克，应立即停药，就地抢救，同时报告医生和护士长。

（2）立即将患者平卧，保持气道畅通、吸氧，做好气管插管或切开的准备工作，迅速建立静脉通道。

（3）遵医嘱使用肾上腺素、肾上腺皮质激素、血管活性药、抗组胺类药等。

（4）密切观察并记录患者意识、瞳孔、生命体征及尿量等变化，注意保暖。患者未脱离危险期，不宜搬动。

（5）发生心脏骤停时应立即行心肺复苏术。

（6）6 小时内完善抢救记录。

（7）做好患者和亲属的安抚工作。

三、应急处理流程

患者药物过敏性休克应急处理流程如图 3－30 所示：

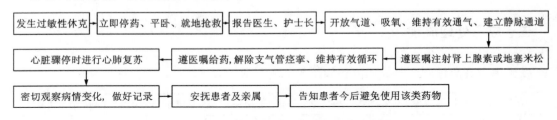

图 3－30　药物过敏性休克应急处理流程图

35. 输液反应应急预案

一、防范措施

（1）质量检查　严格检查药物及输液器具的质量。

（2）合理用药　一瓶液体中尽量避免多种药物联合使用，特殊用药，两瓶之间连续静脉输液时，使用 0.9% 氯化钠溶液冲管，以减少药物相互配伍或避免其他原因造成的药物沉淀或结晶。

（3）减少微粒　计划配药，选择大小合适的注射器抽吸药物，尽可能避免反复穿刺胶塞，减少药液中微粒的产生，现配现用。

（4）环境适宜　配药应在治疗室进行，减少人员流动。

（5）操作规范　输液治疗严格执行无菌技术操作原则及输液操作规程。

（6）遵医嘱或根据患者年龄及药物性质调节输液速度，密切观察用药后反应。

（7）加强巡视，保证输液安全。

二、应急处理措施

发生输液反应后，立即减慢或停止输液，报告医生和护士长，迅速对症处理，尽量避免对患者身体健康造成损害，将损害降至最低程度。

1. 发热反应

根据病情轻重，选择相应的处理措施。

（1）减慢输液速度、保暖。

（2）对高热反应者予物理降温或遵医嘱给予药物治疗，及时对症处理。

（3）严重者，立即停止该药物输入，更换液体和输液器，保留输液器具和剩余药液备查。

（4）遵医嘱抽血做血培养及药物敏感试验。

（5）观察病情变化，监测生命体征，稳定患者及亲属情绪，及时完善各项记录。

（6）患者亲属有异议时，立即按有关程序对剩余药物及输液器具进行封存、双方签字并送检。

（7）及时报告护理部（电话：＿＿＿＿＿＿＿＿＿）、院感管理科（电话：＿＿＿＿＿＿＿）、临床药学室（电话：＿＿＿＿＿＿＿）、消毒供应室（电话：＿＿＿＿＿＿＿）等部门。

2.急性肺水肿

（1）立即减慢或停止输液。

（2）协助患者取端坐位，双腿下垂以减少静脉回流，减轻心脏负担。

（3）高浓度吸入经过30%～50%乙醇湿化处理的氧气，降低肺泡表面张力，减轻缺氧症状。

（4）遵医嘱给药。

（5）观察病情变化，监测生命体征，稳定患者及亲属情绪，及时完善各项记录。

三、应急处理流程

（1）发热反应应急处理流程如图3-31所示：

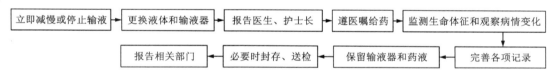

图3-31　发热反应应急处理流程图

（2）急性肺水肿应急处理流程如图3-32所示：

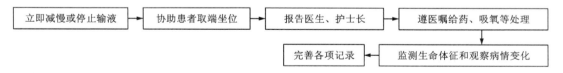

图3-32　急性肺水肿应急处理流程图

36.用药错误应急预案

一、防范措施

（1）妥善保管药物　药物的放置符合药物存储要求，专柜（专屉）、分类、原包装存放（在使用前不能去掉包装和标签）；高危药物单独存放，有醒目标识。留存基数的品种和数量宜少不宜多。

（2）杜绝过期药物　坚持"先进先出""需多少领多少"的原则，定时清理，及时更换快过期药物，报废过期药物。

（3）杜绝不规范处方与口授处方（非紧急情况下），及时识别和纠正有问题的医嘱，从源头杜绝或减少用药错误的发生。

（4）正确执行医嘱　做到正确的时间、正确的患者、正确的剂量、正确的途径和正确的方式给药，认真观察患者用药后的反应。

（5）严格落实查对制度　坚持"三查八对"，严格检查药品质量。

（6）用药前再次核对床号、姓名及药物，询问患者用药史和药物过敏史，倾听患者主诉，如有疑问，停止用药，再次查对无误，方可执行。

（7）加强学习与培训，不断提高和更新临床药学知识，提高用药水平。

二、应急处理措施

（1）发现药物错误或用药对象错误后，立即停止药物的使用，报告医生和护士长，迅速采取相应的补救措施，尽量避免对患者身体造成损害，将损害降至最低程度。

（2）发现输液瓶内有异物、絮状物，疑为真菌或其他污染物质时，立即停止液体输入，更换输液器，遵医嘱进行相应的处理，如抽取患者血样做细菌培养及药物敏感实验，抗真菌、抗感染治疗等。

（3）保存剩余药物备查。

（4）密切观察病情变化，监测生命体征，稳定患者及亲属情绪，完善各种记录。采取补救措施过程中，尽量不惊动患者，避免正面冲突影响补救措施的实施。

（5）妥善处理后选择时机与患者和/或亲属进行沟通，取得理解和配合。

（6）如患者或亲属有异议，在医患双方在场时封存剩余液体，及时送检。

（7）当事人填写"医疗质量安全（不良）事件报告表"，科室及时讨论、分析，针对事件引发原因进行整改，根据情节和对患者的影响提出处理意见。护士长按照医疗质量安全（不良）事件报告制度的要求在规定的时间内上报护理部（电话：＿＿＿＿＿＿＿＿）等职能部门。

三、应急处理流程

发生用药错误应急处理流程如图3-33所示：

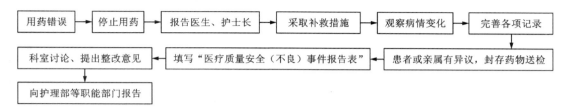

图 3 – 33　用药错误应急处理流程图

37. 跌倒/坠床应急预案

一、防范措施

（1）患者入院时评估跌倒/坠床的危险性，告知预防跌倒/坠床措施。向跌倒/坠床的高危患者及其亲属讲解跌倒/坠床的不良后果及提供健康教育，增强防范意识、并采取相应的防范措施。

（2）根据跌倒/坠床的危险性放置防跌倒/坠床警示标识。

（3）定期检查病房设施，如床栏、平车约束带等，保持设施完好，杜绝安全隐患。

（4）病房环境光线充足，保持正常照明；物品摆放固定、有序，走廊及过道通畅、无障碍；地面保持干燥、平整、完好；拖地时放置防滑警示，不可过湿。

（5）卫生间地面保持平整干燥，备干拖把，随时拖干地面。

（6）详细介绍病室环境，易引起跌倒的危险场所，如厕所、浴室、楼梯等，应有明显防跌倒标识，以引起患者的重视。

（7）对有行动困难、年老体弱及视觉障碍的患者协助下床，搀扶上厕所，提供移动帮助。在患者转运及改变体位过程中进行协助，并采取保护性措施。

（8）对服用抗精神病药物和特殊药物（如镇静药、安眠药、降糖药、降压药等）的患者，应注意观察用药后的反应，预防跌倒。意识不清并极度躁动患者，病床设床档，必要时使用约束带约束肢体，需注意约束适当，加强皮肤检查，做好交接班。

（9）对手术后或长期卧床需下床的患者，应告知患者及亲属起床时动作应缓慢，并由专人在床旁协助下床，防止因直立性低血压或体质虚弱而导致跌倒。

（10）交代患者穿着合适的防滑鞋。

二、应急处理措施

（1）一旦患者突然跌倒/坠床时，护士应立即现场查看患者，并记录跌倒/坠床时间，同时通知当班医生。

（2）协助医生查看全身状况和局部受伤情况，初步判断有无危及生命体征、骨折、肌肉损伤、韧带损伤等情况。

（3）根据伤情，采取相应的搬运方式，将患者抬至病床，进一步检查病情，配合医生采取必要的急救措施并通知亲属。

（4）严密观察病情变化，加强巡视至病情稳定。及时向医生汇报，及时正确处理和执行医嘱。

（5）分析导致患者跌倒/坠床的相关因素，向患者及亲属做好健康宣教及安抚工作，消除其恐惧、紧张心理。

（6）及时、准确记录病情变化，认真做好交接班。

（7）及时上报护士长，并填写"医疗质量安全（不良）事件报告表"。

三、应急处理流程

患者跌倒应急处理流程如图 3 - 34 所示：

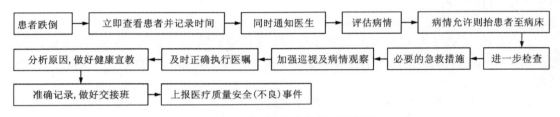

图 3 - 34　患者跌倒应急处理流程图

38. 压疮应急预案

一、防范措施

（1）对高危患者进行压疮危险因素评估，采取针对性的预防措施。

（2）对难免压疮患者填写难免压疮申报表（以强迫体位及心力衰竭等病情严重或特殊、医嘱严格限制翻身为基本条件，并存在大小便失禁、高度水肿、极度消瘦 3 项中的 1 项或几项可申报难免压疮），护理部指定专人核实、指导、追踪，必要时组织护理会诊。

（3）保持床单清洁、干燥、平整。对大小便失禁患者注意肛周及会阴部皮肤护理。

（4）对长期卧床者，定时更换体位，2～3 小时翻身 1 次，按摩骨隆突处或受压部位。

（5）瘫痪患者或病情不允许翻身的患者，可用多功能按摩床垫，骨隆突处或受压部位可使用减压贴等缓解局部压力。

（6）加强营养，增强机体抵抗力。

二、应急处理措施

避免或减少导致压疮的因素，根据压疮的程度采取相应的措施：

（1）第Ⅰ期　皮肤完整、发红。

临床表现：局部皮肤出现指压不褪色的红斑。

处理措施：避免继续受压，增加翻身次数，减少局部刺激。禁按摩，避免摩擦。可局部使用减压贴或赛肤润等敷料。

（2）第Ⅱ期　表皮或真皮受损，但尚未穿透真皮层。

临床表现：疼痛、水疱或破皮。

处理措施：①避免局部继续受压，定时更换体位，使用气垫床。②妥善处理创面，有条件者使用水胶体敷料，预防感染。③促进上皮组织修复，有条件者使用表皮生长因子。

（3）第Ⅲ期　表皮或真皮全部受损，穿入皮下组织，尚未穿透筋膜及肌肉层。

临床表现：有不规则的深凹，伤口基底部与伤口边缘连接处可能有潜行深洞，可有坏死组织及渗液，伤口基底部基本无痛感。

处理措施：根据创面情况进行换药，保持局部清洁，必要时清创。使用水凝胶、水胶体、泡沫类或银离子等新型敷料，促进伤口湿性愈合。

（4）第Ⅳ期　全皮层损害，涉及筋膜、肌肉、骨。

临床表现：肌肉或骨暴露，可有坏死组织、潜行深洞、瘘管，渗出液较多。

处理措施：清创，去除坏死组织；促进肉芽组织生长，必要时手术治疗。

（5）及时上报护士长、护理部，并填写"医疗质量安全（不良）事件报告表"。

三、应急处理流程

发生压疮应急处理流程如图 3－35 所示：

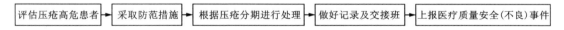

评估压疮高危患者 → 采取防范措施 → 根据压疮分期进行处理 → 做好记录及交接班 → 上报医疗质量安全（不良）事件

图 3－35　压疮应急处理流程图

39. 烫伤应急预案

一、防范措施

（1）设立醒目的标识（如热水、开水等）。

（2）及时、准确评估患者情况，对相关患者及亲属进行预防烫伤的健康教育，强化对儿童和老人的安全宣教。

（3）保暖引起的烫伤　教会患者和亲属正确使用保暖用具：使用热水袋时用布套或厚毛巾包裹，不直接接触皮肤，经常查看热水袋的位置及是否漏水；热水袋温度成人不超过60℃，婴幼儿、老年人、术后麻醉未醒、感觉迟钝、末梢循环不良、昏迷等患者低于50℃。

（4）新生儿烫伤　严禁直接使用热水袋为新生儿复温；新生儿沐浴时必须经过两次试水温，严禁戴手套为新生儿沐浴，因隔离需要必须戴手套操作时，只能选择盆浴，并测好水温后方可进行操作。

（5）电器灼伤　安全使用各类医疗电器，防止因局部潮湿（汗水、血液等）导致电灼伤。使用温疗仪时，护士应熟练掌握使用方法，密切监测温度变化，观察治疗部位的局部情况，告知患者和亲属不可随意调节仪器。

（6）指导患者和亲属正确使用生活设施　调节水温时，先开冷水开关，再开热水开关；使用完毕，先关热水开关，再关冷水开关。热水瓶放置在固定且不易触碰的地方。

二、应急处理措施

（1）脱离热源，采取冷疗法。立即用洁净冷水或冰水冲洗，浸泡或冷敷烫伤部位30～60分钟，终止热力对组织的继续损害，有效减轻损伤程度和疼痛。

（2）报告医生和护士长，根据烫伤程度、面积大小给予适当处理。

①Ⅰ度烫伤：属于表皮烫伤，皮肤有发红、疼痛的现象。

处理措施：冷敷，可用水胶体敷料（如透明贴）或湿润烧伤膏等。

②Ⅱ度烫伤：浅Ⅱ度烫伤伤及表皮和真皮浅层，产生水泡，色素沉着。深Ⅱ度烫伤伤及表皮下方的真皮层。

处理措施：正确处理水疱，避免小水疱破损，大水疱可在无菌操作下低位刺破放出水疱液；已破的水疱或污染较重者，应彻底消毒、清洗创面，外敷水胶体敷料或湿润烧伤膏。

③Ⅲ度烫伤：烫伤直达皮下组织，皮肤有发硬、发白或发黑的现象，虽然疼痛感并不明显，但却是非常严重的烫伤。

处理措施：立即请烧伤科医生会诊，进行清创处理、指导治疗。

（3）遵医嘱给予输液、输血浆，抗感染治疗，常规注射破伤风抗毒素。

（4）查找原因，采取针对性整改措施，防止类似事件的再次发生。

（5）及时上报护士长、护理部，并填写"医疗质量安全（不良）事件报告表"。

三、应急处理流程

发生烫伤应急处理流程如图3－36所示：

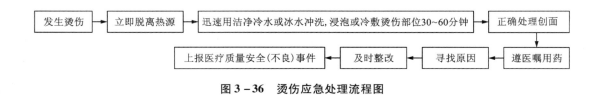

图 3 – 36 烫伤应急处理流程图

40.患者窒息(含误吸)应急预案

一、防范措施

(1)评估患者误吸的高危因素:意识障碍,吞咽和咳嗽反射障碍,呕吐物有效排出障碍,鼻饲管脱出或食物反流,头颈部手术,气管插管或气管切开,小儿、年老、体弱及进食过快者等。

(2)对相关患者及亲属进行预防误吸的健康教育。

①指导患儿亲属避免使用容易引起误吸的玩具和食物。

②患者呕吐时,应弯腰低头或头偏向一侧,及时清理呕吐物。

③指导患者及亲属选择合适的食物,进食速度宜慢,进食过程中避免谈笑、责骂、哭泣等情绪波动。

(3)对可能误吸的高危患者采取相关措施。

①床旁备抽吸等急救装置。

②对意识、吞咽障碍等患者,护士应协助喂食,或遵医嘱予鼻饲流质饮食,注意妥善固定管道,防止移位、脱出。

③不能自行排痰的患者,及时抽吸口鼻、呼吸道分泌物和痰液,保持呼吸道通畅。

二、应急处理措施

(1)患者发生窒息时,护士立即采取解除窒息的措施,同时迅速报告医生,查找窒息原因。

(2)针对导致窒息的原因采取相应的抢救措施。

①误吸:意识尚清醒的患者可采用立位或坐位,抢救者站在患者背后双臂环抱患者,一手握拳,使拇指掌关节突出点顶住患者腹部正中线脐上部位,另一只手的手掌压在拳头上,连续快速向内、向上推压冲击 6 ~ 10 次(注意勿伤及肋骨);昏迷倒地的患者采用仰卧位,抢救者骑跨在患者髋部,按上法推压冲击脐上部位。通过冲击上腹部,突然增大腹内压力,抬高膈肌,使呼吸道压力迅速加大,肺内空气被迫排出的同时使阻塞气管的食物(或其他异物)上移并驱出。如果无效,隔几秒钟后,可重复操作一次。

②幼儿喉部异物：现场人员沉着冷静，迅速抓住幼儿双脚将其倒提，同时用空心掌击拍背部，如异物不能取出，应紧急进行气管切开或手术取出相应异物。

③咯血导致的窒息：立即有效解除呼吸道阻塞，清除呼吸道内的血液，保持呼吸道通畅。若发现咯血过程中咯血突然减少或停止，患者出现烦躁、表情恐惧、发绀等窒息先兆时，应立即用吸引器吸出咽喉及支气管内的血块。

④头颈部手术或气管切开术后窒息：应迅速报告医生，协助医生进行紧急处理。

（3）保持呼吸道通畅　因痰液堵塞导致呼吸困难者应立即吸痰，必要时行气管内插管、气管切开术或呼吸机辅助呼吸。

（4）监测患者病情变化，出现意识丧失、呼吸心跳停止时，立即进行心肺脑复苏抢救。

（5）做好记录并详细交接班。

（6）及时上报护士长、护理部（电话：＿＿＿＿＿＿＿＿＿），并填写"医疗质量安全（不良）事件报告表"。

三、应急处理流程

患者发生窒息应急处理流程如图 3 - 37 所示：

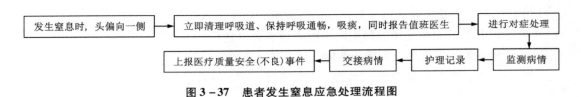

图 3 - 37　患者发生窒息应急处理流程图

41. 患者自杀应急预案

一、防范措施

（1）加强巡视，了解患者心理状况，对有自杀倾向的患者给予心理疏导并及时报告医生和护士长，进行重点交接班。

（2）及时与亲属沟通，密切观察患者心理状态、情绪变化，与亲属共同做好患者心理护理，尽量减少不良刺激；告知亲属需 24 小时陪伴。

（3）检查患者室内环境、用物，清除不安全的器具和药品，必要时对患者给予针对性约束。

二、应急处理措施

（1）发现患者自杀，立即判断患者相关情况，就地抢救；报告医务部（电话：＿＿＿＿＿＿）、护理部(电话:_____)、医疗安全办(电话:_____)、保卫科(电话:_____)、科室主任、护士长及值班医生,非正常上班时间报告医院总值班(电话:_____)。

(2)保护现场,清理无关人员,减少不良影响。保存自杀用具,协助公安部门调查取证。

(3)对死亡者做好尸体料理。无亲属在场时,需两名医务人员共同清理患者遗物并签名,暂由护士长保存。

(4)做好亲属的联络和安抚工作。

(5)上报医疗质量安全(不良)事件。

三、应急处理流程

患者自杀应急处理流程如图 3-38 所示:

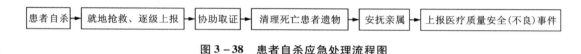

图 3-38 患者自杀应急处理流程图

42. 患者走失应急预案

一、防范措施

(1)做好入院告知 对新入院患者及亲属详细介绍入院须知。特殊情况外出前需征得经治医生和护士长同意,写请假条注明"外出期间一切意外与医院无关",签字后方可离开,并写相关的护理记录。

(2)加强巡视和交接班,对有走失危险的高危患者(如精神、智能障碍者、无陪幼儿、老年患者等),及时与亲属沟通。

(3)及时了解患者病情及心理变化。对于精神、心理、智能障碍患者,要求亲属 24 小时陪伴。

二、应急处理措施

(1)发现患者走失,及时寻找。了解患者走失前状况、有无异常表现,查看患者物件(留言、信件等),寻找有辅助价值的线索。

(2)确认患者走失,立即报告医疗安全办(电话:_____)、护理部(电话:_____)、保卫科(电话:_____)、科室主任、护士长及值班医生,非正常上班时间报告总值班(电话:_____)。尽快与亲属联系,共同寻找。

（3）分析患者走失原因，进行相关处理。

（4）上报医疗质量安全（不良）事件。

三、应急处理流程

患者走失应急处理流程如图 3 - 39 所示：

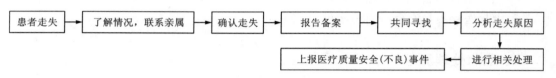

图 3 - 39 患者走失应急处理流程图

43. 患者外出或外出未归应急预案

一、防范措施

（1）完善入院告知制度，如对新入院患者及其亲属进行详细的入院须知介绍，特别强调住院期间不允许私自外出，以免贻误治疗和检查，或在外出期间因病情突发或意外情况而导致严重后果，并要求患者和/或亲属在告知书上签字、留下联系方式，入院告知书随病历资料存档。

（2）根据病情和医嘱留陪护人员以妥善照顾患者。

（3）加强巡视，尽力帮助患者，减少其外出机会。如必须外出，应在病情允许的情况下经医生同意，须在病志上记录外出起止时间段并要求患者和/及亲属在病志上签字（记录上应特别注明"患者在外出期间发生的一切意外与保健院无关"）。

（4）加强心理护理，及时了解患者心理变化，有异常情况（如情绪波动或极度低沉、自杀倾向等）应及时报告医疗安全办（电话：_____）、护理部（电话：_____
__）、保卫科（电话：_____）、科室主任、护士长及值班医生，非正常上班时间报告总值班（电话：_____）。及时与亲属联系共同做好防范措施。

二、应急处理措施

（1）一旦发现患者私自外出，立即报告护士长，通知主管（值班）医生、总住院医生、科主任，尽快与亲属取得联系，共同寻找。

（2）发现或怀疑失踪，及时查看物品，是否有留言、信件或对寻找有辅助价值的线索。

（3）寻找未果，及时报告医疗安全办（电话：_____）、护理部

（电话：_____）、保卫科（电话：_____）、科室主任、护士长及值班医生，非正常上班时间报告总值班（电话：_____）。

（4）外出确属未归，需两人共同清理其物品交保卫科。

（5）根据医嘱办理自动出院手续。

三、应急处理流程

发现患者处出未归应急处理流程如图 3-40 所示：

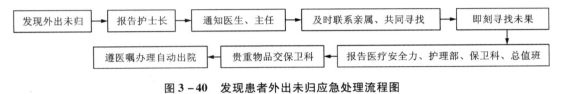

图 3-40　发现患者外出未归应急处理流程图

44. 静脉输液药物外渗应急预案

一、防范措施

（1）根据输注药物的性质、种类、刺激强度，合理选择血管，避开关节、水肿等部位。对于需要长期反复接受强烈刺激性药物（如化疗药物）者，应鼓励行经外周血管中心静脉导管术（peripherally inserted central catheterization，PICC）。

（2）根据患者年龄及药物性质调节输液速度，对于刺激性强的药物，应适当稀释，输注速度宜慢。

（3）输注化疗药、血管活性药等刺激性强的药物时，应先用 0.9% 氯化钠溶液建立静脉通道，对已有静脉通道的患者，应先抽回血而后用 0.9% 氯化钠溶液冲管，确保静脉留置针、CVP、PICC 等静脉置管在血管内且通畅后方可输注，并加强床旁交接。

（4）加强宣教，尤其对化疗药、血管活性药等刺激性强的药物，应反复向患者及亲属强调药物外渗的严重性，如有输液部位发红、肿胀或疼痛等，应及时告知护士。

（5）加强巡视，密切观察，发现药物外渗时，应立即停止液体输入。

二、应急处理措施

（1）发现药物外渗应立即停止液体输入，如为化疗药、血管活性药等刺激性强的药物应在原针头处接无菌注射器尽量抽吸出外渗的药液。

（2）及时报告值班医生及护士长。

（3）了解外渗药物的种类、名称、性质，是否为强碱性药物、高渗液体、血管活性药物

（去甲肾上腺素、阿拉明、多巴胺、垂体后叶素等）、阳离子药物（钙剂）、化疗药物等。

（4）评估发生药物外渗的部位（是否为关节处、局部皮下组织的厚度）、面积，外渗药物的量，皮肤颜色、温度，疼痛的性质和程度（胀痛、刺痛、烧灼痛）。

（5）根据外渗药物的性质、种类、刺激强度，给予以下适当的处理措施并记录过程。

①局部湿热敷（化疗药禁热敷），注意观察皮肤颜色，防止烫伤。

②化疗药物外渗：

a. 常规方法　予以 0.9% 氯化钠溶液 5～10 mL + 50% 氢化可的松 200 mg（或地塞米松 5～10 mg）+ 2% 利多卡因 2～4 mL 行局部皮下环形封闭（即由疼痛或肿胀区域外缘做多点注射）。

b. 拮抗药的应用　某些化疗药物可使用其专用拮抗药局部注射，如氮芥、丝裂霉素、更生霉素可用硫代硫酸钠拮抗；丝裂霉素、更生霉素也可用维生素 C 50 mg/mL 解毒；2%～4% 碳酸氢钠溶液 + 地塞米松 5～10 mg 用于阿霉素、长春碱引起的化学沉淀作用等。

c. 在封闭的同时，还可配合冰敷、湿敷、中药外敷，禁用热敷。在静滴强刺激性（发疱性）化疗药如盖诺（长春瑞滨）、氮芥等药物时一定要进行预防性外敷。

③血管收缩药外渗　使用 0.5% 的 654-2 溶液行局部湿敷；酚妥拉明 10 mg + 0.9% 氯化钠溶液 10～15 mL 行局部环封以扩张血管，改善局部血液循环，减轻局部缺血缺氧。

④阳离子药物（如钙剂、氯化钾）外渗　0.2% 利多卡因 10～15 mL + 透明质酸酶 2000 u 局部封闭以促进药物扩散、稀释、吸收。

⑤强碱性药物外渗（如碳酸氢钠）　局部湿热敷；维生素 C 或利多卡因 10～15 mL + 地塞米松 5～10 mg 局部环封。

⑥高渗性药物（如脂肪乳剂、甘露醇、50% 葡萄糖等）外渗　局部湿热敷或 0.2% 利多卡因 10～15 mL + 地塞米松 5～10 mg 局部环封；50% 硫酸镁溶液 + 地塞米松 5～10 mg 局部湿敷至少 24 小时。

（6）轻度外渗（面积 ≤5 cm²）局部环封 1～2 次（两次间隔 6～8 小时）；重度外渗（≥5 cm²，甚至超过关节）第一天局部环封 2～3 次，第二天 1～2 次，以后酌情处理。

（7）抬高患肢，促进局部血液循环，减轻局部水肿；禁止在外渗侧肢体肿胀未完全消退前继续进行输液治疗。

（8）密切观察外渗部位皮肤颜色、温度、疼痛的性质，如果局部组织发生溃疡、坏死，应给予外科清创、换药等处理。

（9）安慰患者，做好心理疏导。

（10）上报医疗护理安全（不良）事件。

三、应急处理流程

发现药物外渗应急处理流程如图 3-41 所示：

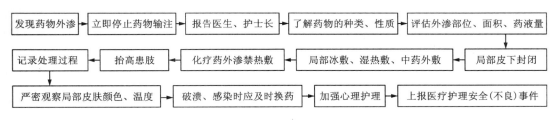

图 3-41 发现药物外渗应急处理流程图

45. 输入含异物液体应急预案

一、防范措施

(1)对瓶装液体严格把好"三关"：

第一关：送到病室的药物，药房应保证质量。

第二关：病区拆箱，放入柜内时应逐瓶检查。

第三关：取出液体备用，配药前进行检查。

(2)使用前"三次"仔细查看：

第一次：开瓶盖前先将液体瓶轻轻震摇后检查(瓶应倒置轻摇)。

第二次：加药后(不加药的消毒瓶盖后)再次轻轻摇匀检查。

第三次：插输液器针头、挂上输液架前再次检查。

(3)使用具有过滤装置的输液器具，可有效防止微粒进入血管内。

(4)对输液患者加强巡视，随时观察输液瓶内溶液的色、质、量。

二、应急处理措施

(1)立即停止输液，更换输液器，妥善保存液体及输液器，并立即报告护士长、医生、科主任。

(2)仔细分辨并区分瓶中异物的种类、性质、数量，根据实际情况及可能产生的危害进行处置。

(3)如确定异物为瓶塞，则只要所用输液器具有过滤装置便不会进入血管对人体造成危害。

(4)如异物为霉菌或其他污染物质，应立即停止液体输入，更换输液器，按医嘱进行相应的治疗，给予抗霉菌的药物如酮康唑、氟康唑等口服；必要时抗感染治疗。

(5)密切观察病情变化，完善各种记录。

(6)妥善保存含异物的液体，必要时与亲属一起封存液体。

(7)报告医务部(电话：＿＿＿＿＿＿＿＿)、护理部(电话：＿＿＿＿＿＿＿＿)、临床药学室(电话：＿＿＿＿＿＿＿＿)并备案。

（8）如亲属有异议，应及时（一般在24小时内）将送检液体进行细菌培养或/和药敏试验。

（9）上报医疗护理安全（不良）事件。

三、应急处理流程

发生输入异物液体应急处理流程如图3－42所示：

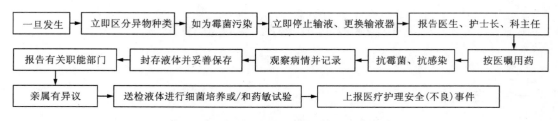

图3－42　输入含异物液体应急处理流程图

46.吸氧过程中中心吸氧装置故障应急预案

一、防范措施

（1）日常工作中，注意加强对中心吸氧装置的定时检查、维护并记录。

（2）氧气表，氧气包或氧气筒随时处于备用状态。

二、应急处理措施

（1）立即打开备用氧气包，连接氧气管，继续为患者输氧。必要时将备用氧气筒装置推至患者床旁，予以继续输氧。

（2）了解患者的心理状态，向患者做好解释安慰工作。

（3）密切观察患者缺氧状态有无改善，有无呼吸急促，末梢发绀、血氧饱和度下降等病情变化。

（4）通知后勤保障部维修班、仪修室。氧气管道问题通知后勤保障部维修班（电话：＿＿＿＿＿＿＿＿＿＿）。仪器问题白天通知仪修室（电话：＿＿＿＿＿＿＿＿＿＿），非正常上班时间上报医院总值班（电话：＿＿＿＿＿＿＿＿＿＿），立即进行维修。

（5）及时、如实记录处理经过及患者病情。

（6）将处理经过及患者病情报告护士长。

（7）上报医疗护理安全（不良）事件。

三、应急处理流程

发生吸氧中吸氧装置故障应急处理流程如图 3 - 43 所示:

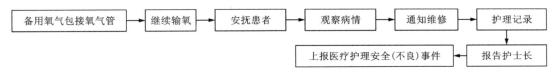

图 3 - 43 吸氧中吸氧装置故障应急处理流程图

47. 吸痰过程中中心吸引装置故障应急预案

一、防范措施

(1)日常工作中,注意加强对中心吸痰装置的定期检查、维护并记录。
(2)简易抽吸器、大号注射器随时处于备用状态。

二、应急处理措施

(1)分离吸痰管与中心吸引装置,连接备用简易抽吸器,或用 20 ~ 50 mL 注射器连接吸痰管,继续为患者吸痰。
(2)如注射器抽吸效果不佳,立即连接备用吸痰器进行吸引。
(3)向清醒患者或其亲属做好解释工作及给予安慰。
(4)密切观察患者有无呼吸道梗阻或缺氧症状,有无意识改变、血氧饱和度下降及其他病情变化。
(5)白天通知仪修室(电话:_____);非正常上班时间上报医院总值班(电话:_____),立即进行维修。
(6)及时、如实记录处理经过及患者病情。
(7)将处理经过及患者病情报告护士长,上报医疗护理安全(不良)事件。

三、应急处理流程

发生吸痰时吸痰装置故障应急处理流程如图 3 - 44 所示:

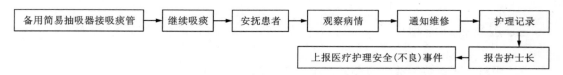

图 3 – 44　吸痰时吸痰装置故障应急处理流程图

48. 呼吸机使用过程中突遇断电应急预案

一、防范措施

（1）值班护士应熟知本病房、本班次使用呼吸机患者的病情。

（2）部分呼吸机本身带有蓄电池，在平时应定时充电，使蓄电池始终处于饱和状态，以保证在出现突发情况时能够正常运行。护理人员应定期观察呼吸机蓄电池充电情况、呼吸机能否正常工作及患者生命体征有无变化。

（3）发现呼吸机不能正常工作时，护士应立即停止使用呼吸机，并迅速将简易呼吸器与患者呼吸道相连，用人工呼吸的方法调整患者呼吸；如果患者自主呼吸良好，应给予鼻导管给氧；严密观察患者的呼吸、面色、意识等情况。

二、应急处理措施

（1）住院患者使用呼吸机过程中，如果遇意外停电、跳闸等紧急情况，应立即使用简易呼吸器进行补救，同时通知值班医生进一步处理。

（2）立即上报医务部（电话：＿＿＿＿＿＿＿＿＿）、护理部（电话：＿＿＿＿＿＿＿＿＿），非正常上班时间上报医院总值班（电话：＿＿＿＿＿＿＿＿＿），并与后勤保障部维修班联系（电话：＿＿＿＿＿＿＿＿＿），迅速查找原因，尽快恢复通电。

（3）停电期间，值班医生、护士应监护患者不得离开病房，以便随时处理紧急情况。

（4）护理人员应遵医嘱给予患者药物治疗。

（5）恢复通电后，应重新启用呼吸机，连接人工气道，根据患者情况遵医嘱调整呼吸机参数。

（6）记录停电经过及患者生命体征情况。

三、应急处理流程

发生呼吸机使用过程中突遇断电应急处理流程如图 3 – 45 所示：

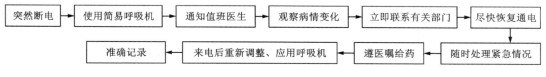

图3-45 使用呼吸机突然断电应急处理流程图

49.输液泵、注射泵使用过程中故障应急预案

一、防范措施

(1)本科室人员熟练掌握输液泵、注射泵的使用方法和原理。

(2)值班护士应熟知本病房、本班使用的输液泵、注射泵及使用患者的病情,严密观察生命体征。

(3)在使用输液泵、注射泵前,对患者和亲属进行健康宣教,交代注意事项,以取得患者和亲属的配合。

(4)在患者使用输液泵、注射泵期间,随时观察患者病情变化,观察输液泵、注射泵的动态变化,确保设备设置参数和实际运行参数相符。

(5)科室设有专人管理输液泵、注射泵等设备,对输液泵、注射泵定期进行检查和维护,并做好登记,以确保仪器运行良好。

(6)做好对患者和亲属的健康宣教工作,详细交代注意事项,以取得患者和亲属的配合。

二、应急处理措施

(1)如遇输液泵、注射泵出现故障,立即停止使用。

(2)根据输液需求,手动调节输液速度。密切观察病情变化。

(3)根据需要更换备用输液泵、注射泵。报告医生,遵医嘱进行相应处理。

(4)查找故障原因,如能修复,立即进行针对处理。

(5)做好患者和亲属的解释工作,取得患者和亲属的理解。

(6)故障的输液泵、注射泵挂上"仪器故障牌",及时通知仪修室(电话:＿＿＿＿＿＿＿＿)进行维修。维修过程及维修结果应及时登记备用。

三、应急处理流程

输液泵、注射泵使用中发生故障应急处理流程如图3-46所示:

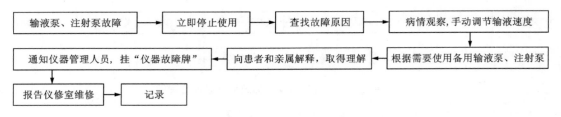

图3-46 输液泵、注射泵使用中发生故障应急处理流程图

50.心电监护仪使用过程中故障应急预案

一、防范措施

(1)本科室人员熟练掌握心电监护仪的使用方法和适应证。

(2)值班护士应熟知本病房、本班使用的监护仪及使用患者的病情，严密观察生命体征。

(3)在使用心电监护仪之前，对患者和亲属进行健康宣教，交代注意事项，以取得亲属和患者的配合。

(4)在患者使用心电监护仪期间，随时观察患者病情变化，观察心电监护仪的动态变化，确保设备设置参数和实际运行参数相符。

(5)科室设有专人管理心电监护仪等设备，对心电监护仪定期进行检查和维护，并做好登记，以确保仪器运行良好。

(6)做好对患者的健康宣教，详细交代注意事项，以取得患者和亲属的配合。

二、应急处理措施

(1)如遇心电监护仪出现故障，立即停止使用，识别故障原因，针对处理。

(2)必要时通知医生和护士长，密切观察病情变化。协助医生进行紧急处理。

(3)若条件允许，紧急用上备用心电监护仪。或者从其他科室借用心电监护仪，以保障患者需求。

(4)若条件不允许，根据患者病情需要，酌情增加巡视次数和时间。定期测量血压、血氧饱和度、心率等对症处理。

(5)做好患者和亲属心理护理，取得患者和亲属的谅解。

(6)报告仪器管理人员，在故障的心电监护仪上挂上"仪器故障牌"。

(7)通知仪修室(电话:_____)进行维修。维修过程及维修结果应及时登记备案。

三、应急处理流程

心电监护仪使用中发生故障应急处理流程如图3-47所示：

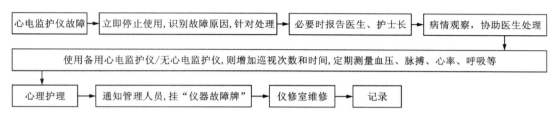

图3-47　心电监护仪使用中发生故障应急处理流程图

51.除颤仪使用过程中故障应急预案

一、防范措施

（1）本科室人员熟练掌握除颤仪的使用方法和原理。

（2）值班护士应熟知本病房使用的除颤仪及使用患者的病情，严密观察生命体征。

（3）在使用除颤仪前，如患者清醒，对患者进行解释，交代注意事项，以取得患者的配合。

（4）在使用除颤仪时随时观察患者病情变化。确保设备设置参数和实际运行参数相符。

（5）科室设有专人管理除颤仪。定期进行检查和维护，并做好登记，以确保仪器运行良好。

（6）做好对患者和亲属的健康宣教工作，详细交代注意事项，以取得患者和亲属的配合。

二、应急处理措施

（1）如遇除颤仪出现故障，立即停止使用。使用备用除颤仪。

（2）根据病情将除颤仪备于床旁，并密切观察病情变化。

（3）查找故障原因，如能修复，立即进行针对处理。

（4）故障的除颤仪挂上"仪器故障牌"，通知仪修室（电话：_____）进行维修。维修过程及维修结果应及时登记备用。

三、应急处理流程

除颤仪使用中发生故障应急处理流程如图3-48所示：

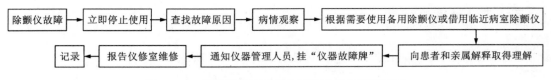

图 3 – 48 除颤仪使用中发生故障应急处理流程图

52. 心电图机使用过程中故障应急预案

一、防范措施

（1）本科室人员熟练掌握心电图机的使用方法和适应证。

（2）值班护士应熟知本病房使用的心电图机。熟悉患者的病情，严密观察生命体征。

（3）在使用心电图机之前，对患者和亲属进行健康宣教，交代注意事项，以取得亲属和患者的配合。

（4）在使用心电图机时，随时观察患者病情变化，观察心电图机屏幕上心电波形，确保设备设置参数和实际运行参数相符。

（5）科室设有专人管理心电图机设备，对心电图机定期进行检查和维护，并做好登记，以确保仪器运行良好。

（6）做好对患者的健康宣教，详细交代注意事项，以取得患者和亲属的配合。

二、应急处理措施

（1）如遇心电图机出现故障，立即停止使用，识别故障原因，针对处理。

（2）必要时通知医生和护士长，密切观察病情变化。协助医生进行紧急处理。

（3）若条件允许，紧急用上备用心电图机。或者从其他科室借用心电图机，以保障患者需求。

（4）若条件不允许，根据患者病情选择预约门诊心电图室进行相应的检查。

（5）做好患者和亲属心理护理，取得患者和亲属的谅解。

（6）报告仪器管理人员，在故障的心电图机上挂上"仪器故障牌"。

（7）通知仪修室（电话：＿＿＿＿＿＿＿＿）进行维修。维修过程及维修结果应及时登记备案。

三、应急处理流程

心电图机使用中发生故障应急处理流程如图 3 – 49 所示：

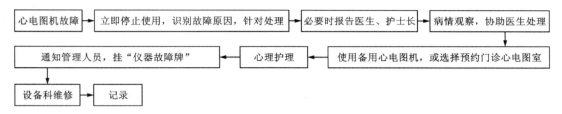

图 3 – 49　心电图机使用中发生故障应急处理流程图

53. 人工气道阻塞应急预案

一、防范措施

（1）每班仔细确认导管位置并固定好导管，做好球囊管理、口腔护理。

（2）做好气道的温化及湿化，每班评估。

（3）实施气道净化技术，及时吸痰。

（4）定时翻身拍背，必要时机械振动排痰和体位引流，方法正确。

（5）正确评估气道通畅度：患者在机械通气或经人工气道供氧过程中出现以下情况，应高度考虑人工气道阻塞：

①呼吸机持续高压报警或阻塞报警。

②患者突然出现烦躁不安、躁动明显、面色、口唇发绀，吸气费力（出现三凹征）、呼吸浅快。

③血氧饱和度进行性下降，心率、血压明显改变。

④简易呼吸器膨肺阻力明显，吸痰管无法顺利插入人工气道。

二、应急处理措施

（1）立即检查气管插管的位置是否正确。如为导管脱出或位置过深，立即调整。

（2）立即检查整个人工气道通路，通过简易呼吸器膨肺、吸痰管插入人工气道吸痰等措施证实人工气道阻塞。

（3）如患者一般情况尚可，立即抽出气囊内气体，用灭菌注射用水或2%碳酸氢钠溶液行气道滴入并膨肺吸痰，尽快吸出阻塞痰痂。

（4）以上措施无法解除阻塞，可试用气管插管导丝插入气管导管内捅开痰痂，暂时解除阻塞。

（5）若患者情况危急，立即松气囊并拔出气管插管或切开气管导管，开放气道，简易呼吸器辅助呼吸，尽早重新插管。

三、应急处理流程

发生人工气道阻塞应急处理流程如图 3 - 50 所示：

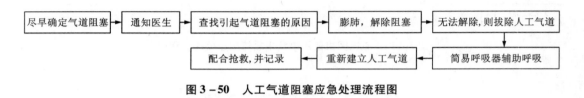

图 3 - 50　人工气道阻塞应急处理流程图

54. 新生儿坠床应急预案

一、防范措施

(1)提供安全医疗环境：辐射床挡板安装正确，暖箱门保险能有效扣上，蓝光箱侧门随时关闭，婴儿床围栏安装牢固；保持病房地面、走廊干燥无障碍物；新生儿沐浴间地面防滑，沐浴操作台高度、宽度合适，严禁将新生儿独处于操作台上。

(2)使用中的辐射床、暖箱、蓝光箱等操作后及时关上挡板、暖箱门保险扣及蓝光箱侧门；如因操作需要不能关闭挡板或侧门时应加强看护。

(3)新生儿出科检查或转科时应选择合适转运工具，转运时专人全程陪护。

(4)告知产妇及亲属在产妇平卧位哺乳时要注意看护，哺乳完毕及时将新生儿放入婴儿床。

(5)对躁动的新生儿及时采取安抚措施。

(6)做好辅助科室人员的安全告知工作，如督促放射科、化验室人员操作完毕及时做好防护措施；加强进修实习人员、新进人员、陪护等高危人员的安全教育工作。

(7)护士巡视病房时发现有新生儿坠床隐患时及时制止，提醒家长不宜怀抱新生儿停留在走廊转弯处、病房门背后等，以免人员突然冲撞或开门碰撞等致新生儿坠落。

二、应急处理措施

(1)一旦新生儿突然坠床，护士应立即现场查看，并记录坠床时间，同时通知新生儿科医生。

(2)协助医生查看全身状况和局部受伤情况，初步判断有无危及生命体征、骨折、肌肉损伤、韧带损伤等情况。

(3)根据伤情，采取相应的搬运方式，将新生儿抱至新生儿床，进一步检查病情，配合医生采取必要的急救措施。

（4）严密观察病情变化，加强巡视至病情稳定。及时向医生汇报，及时正确处理及执行医嘱。

（5）分析导致患者坠床的相关因素，向患者及亲属做好健康宣教及安抚工作，消除其恐惧、紧张心理。

（6）及时、准确记录病情变化，认真做好交接班。

（7）及时上报护士长、护理部（电话：＿＿＿＿＿＿＿＿＿＿＿＿）并上报医疗质量安全（不良）事件。

三、应急处理流程

发生新生儿坠床应急处理流程如图 3－51 所示：

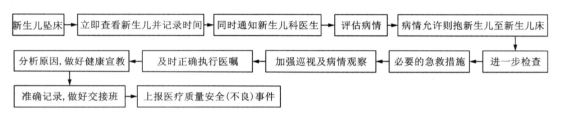

图 3－51 新生儿坠床应急处理流程图

55.新生儿失窃应急预案

一、防范措施

1. 建立完善的门禁系统

（1）探视时间为 16：00～21：00，非探视时间谢绝探视。

（2）做好探视人员的登记工作。

（3）医务人员主动询问出现在病区内的非住院患者。

（4）如果患者不在病房，应拒绝探视人员进入。

2. 介绍患者入院须知

（1）不要让陌生人进入房间。

（2）外出时关闭及锁好病房门。

（3）新生儿 24 小时与母亲在一起，因治疗需要需有亲属陪同。

3. 配备监控系统，严格陪护管理

二、应急处理措施

(1)护士应严格执行交接班制度,新生儿要进行床头交接。一旦发现新生儿不在床头,应立即追查去向。确定为失踪的,迅速报告保卫科(电话:_____)及护士长,保护现场,不得擅自移动任何东西,不得让外人进入,必要时协助保卫科对现场进行拍摄。

(2)对当班人员及门卫进行询问,确定新生儿失踪的时间范围,调出监控录像,查看可疑人员。

(3)协助保卫科询问患者。经其同意后,搜索房间角落。

(4)做好家长的安抚工作,尤其是要做好产妇的心理护理,防止产后严重心理疾病的发生。

(5)由新生儿的家长决定是否向公安机关报案;公安人员到达现场后协助工作,为公安人员提供资料。

(6)上报医疗护理安全(不良)事件。

三、应急处理流程

发生新生儿失窃应急处理流程如图 3 – 52 所示:

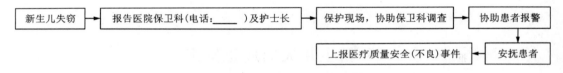

图 3 – 52　新生儿失窃应急处理流程图

56. 患者物品失窃应急预案

一、防范措施

1.建立完善的门禁系统
(1)探视时间为 16:00~21:00,非探视时间谢绝探视。
(2)做好探视人员的登记工作。
(3)医务人员主动询问出现在病区内的非住院患者。
(4)如果患者不在病房,应拒绝探视人员进入。
2.介绍患者入院须知
(1)住院期间尽可能不佩戴首饰,保管好钱包、手机、手表等贵重物品,以免遗失。

（2）不要让陌生人进入房间。

（3）外出时关闭及锁好病房门窗。

3.配备监控系统，严格陪护管理

4.建立病区失窃档案

病区失窃档案包括丢失物品表、捡拾物品表及认领单。

二、应急处理措施

（1）发生失窃，迅速报告保卫科（电话：_____）及护士长，保护现场，不得擅自移动任何东西，不得让外人进入，必要时协助保卫科对现场进行拍摄。

（2）请保卫科通知监控室，关注有关区域是否有可疑人员出入。

（3）协助保卫科询问患者。在患者同意后，协助检查患者物品，搜索房间角落。

（4）协助患者填写丢失物品表。

（5）由患者决定是否向公安机关报案；公安人员到达现场后协助工作，为公安人员提供资料。

（6）报医疗护理安全（不良）事件。

三、应急处理流程

发生患者物品失窃应急处理流程如图3-53所示：

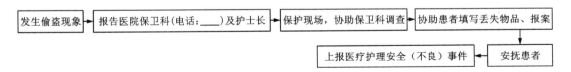

图3-53　患者物品失窃应急处理流程图

57. 空气栓塞应急预案

一、防范措施

（1）认真检查空气是否排气，穿刺前再次检查，并在穿刺时做好输液。

（2）排气时莫菲氏滴管内液面不低于三分之一，经常巡视病房，及时添加药液；更换输液瓶时，用手轻轻挤压莫菲氏滴管，使滴管上段输液管充满液体，杜绝空气栓塞。

（3）经常巡视病房，防范空气栓塞。

（4）加压输液时护士应在旁守护。

二、应急处理措施

(1)当发现空气进入人体内,立即夹闭静脉管道,防止空气进一步进入。

(2)让患者处于头低足高左侧卧位(使空气进入右心室,避开肺动脉入口,由于心脏的搏动,空气被混成小泡沫,分次小量进入肺动脉内),同时通知医生,遵医嘱进行紧急救治。

(3)立即予以吸氧、心电监护,并遵医嘱给药。严密观察患者生命体征并做好记录。

(4)记录发生空气栓塞的原因及抢救过程。

三、应急处理流程

发生空气栓塞应急处理流程如图 3 - 54 所示:

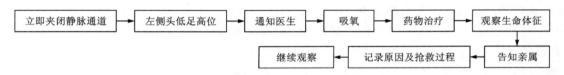

图 3 - 54　发生空气栓塞应急处理流程图

58. 抱错新生儿应急预案

一、防范措施

(1)严格执行查对制度。

(2)加强重点人群的督导和培训。

(3)新生儿 24 小时与母亲在一起,因治疗需要需有家属陪同。

二、应急处理措施

(1)护士发现抱错新生儿后,应立即将情况报告给护士长。

(2)护士长接到报告后立即与责任人到床头向亲属做好解释工作,与亲属及护士再次核对新生儿性别、手脚圈、名牌、病历信息(床号、姓名、性别),以及产妇手印及新生儿脚印,共同确认无误后纠正错误,并向亲属致歉。

(3)产妇及亲属提出亲子鉴定时,立即报告护理部(电话:_____)、医疗安全科(电话:_____),非正常上班时间上报医院总值班(电话:_____),妥善处理产妇及亲属的要求,避免医疗纠纷。

(4)上报医疗质量安全(不良)事件。

(5)科室立即召开全体护士会议,通报事情的经过,组织护士进行原因分析,制定整改措施,防范类似的事情再次发生。

三、应急处理流程

发生抱错新生儿应急处理流程如图3-55所示:

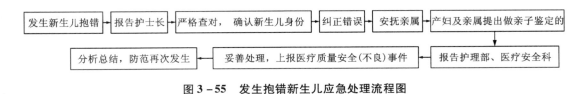

图3-55 发生抱错新生儿应急处理流程图

59.写错新生儿性别应急预案

一、防范措施

(1)严格执行查对制度。

(2)自然分娩新生儿:手腕带和名牌由巡回助产士与接生助产士共同核对性别信息,接生助产士将手腕带、名牌给产妇看,与产妇再次核对无误后系在新生儿手腕上。

(3)剖宫产新生儿:新生儿手腕带由手术室巡回护士用黑色油性笔填写新生儿性别信息,助产士进行核对;名牌上新生儿性别信息由助产士填写,手术室巡回护士进行核对。助产士将手腕带、名牌给产妇查看,与产妇再次核对手腕带和名牌,核对无误后由助产士将手腕带系在新生儿手腕上。

(4)自然分娩和剖宫产新生儿由产房助理助产士或手术室助理护士送回母婴同室,由母婴同室护士核对新生儿手腕带、名牌、病历信息,核对无误后,母婴同室护士再次与亲属进行核对新生儿手腕带、名牌信息。

(5)新生儿因病情原因需在分娩后转新生儿科时,助产士与新生儿科护士共同核对新生儿手腕带、名牌、病历信息。如遇新生儿抢救,新生儿先带手腕带、名牌入新生儿科,助产士将病历送至新生儿科后,再与新生儿科责任护士至床头共同核对病历、手腕带、名牌信息。

(6)加强重点人群的督导和培训。

二、应急处理措施

(1)护士发现病历上或手脚圈上新生儿性别与实际不符时,应继续认真核对病历上的床号、姓名、分娩时间、体重及产妇的手印与新生儿脚印是否与实际一致。

(2)如果确定为笔误,护士应立即与助产士、产科医生联系,仔细核实新生儿性别后予以更正,并将情况向产房及科室主任、护士长汇报。

（3）亲属发现性别写错向护士提出质疑时，护士应立即与亲属共同查证后并更正，并向亲属做好必要的解释工作以取得谅解。

（4）对于因误写性别造成的纠纷，科室应立即进行调查处理，召开分析讨论会，制定整改措施，对直接责任人给予处罚，并将事情经过和处理意见上报医疗安全办（电话：＿＿＿＿＿＿＿＿＿＿）和护理部（电话：＿＿＿＿＿＿＿＿＿＿），非正常上班时间上报医院总值班（电话：＿＿＿＿＿＿＿＿＿＿）。

（5）上报医疗质量安全（不良）事件。

三、应急处理流程

发生新生儿性别填写错误应急处理流程如图 3-56 所示：

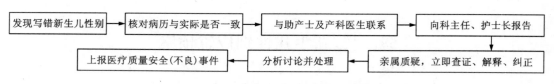

图 3-56　新生儿性别填写错误应急处理流程图

60. 新生儿游泳时滑脱入水应急预案

一、防范措施

（1）严格执行查对制度。

（2）常规检查泳圈是否有漏气现象，扣带松紧情况，以确保其安全性能。

（3）注意泳圈的型号和婴儿是否匹配。在给新生宝宝套泳圈时须有两个人操作，动作要轻柔，宝宝的下颌置于泳圈的下颌槽处。套上泳圈后须将泳圈上部的插扣插牢，泳圈下部的魔术贴整体粘合。

（4）新生儿游泳时必须有一名家长在旁陪同，严防意外。

二、应急处理措施

（1）护士发现新生儿游泳时游泳圈松脱或滑脱入水后，应立即将婴儿抱出泳缸，根据新生儿情况给予相应的紧急处理措施，并立即报告新生儿科医生检查新生儿情况，同时向科主任、护士长汇报。

（2）护士长接到报告后立即查看现场，并与责任人向新生儿监护人做好解释和沟通工作，并同时上报护理部（电话：＿＿＿＿＿＿＿＿＿＿）。

（3）科室立即召开全体护士会议，通报事情经过，组织护士进行原因分析，制定整改措施，防范类似的事情再次发生。

三、应处理流程

发生新生儿游泳滑脱入水应急处理流程如图3-57所示：

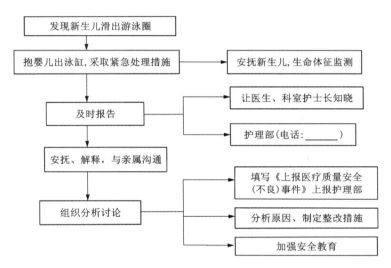

图 3 - 57　新生儿游泳滑脱入水应急处理流程图

61. 直立性低血压应急预案

一、防范措施

（1）做好预防直立性低血压的风险评估和健康教育计划。

（2）密切观察患者有无头晕、疲劳、脸色苍白等早期病情变化，在饮食条件许可下，先行饮用糖盐水，或适当汤水补充血容量。

二、应急处理措施

（1）发现患者发生直立性低血压时立即让其平卧休息，或取头低足高位，按摩四肢肌肉，避免改变和搬动，通知医生查看患者。

（2）立即监测生命体征，建立静脉通道补充循环血容量。

（3）一般通过平卧休息患者症状能够缓解，若未能缓解者根据医嘱给予50%葡萄糖溶液静脉注射,严重者给予升压药或输血。

三、应急处理流程

患者直立性低血压应急处理流程如图 3 - 58 所示:

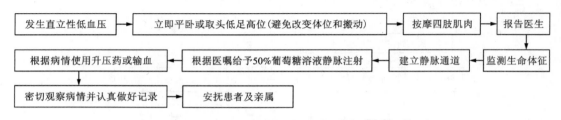

图 3 - 58　患者直立性低血压应急处理流程图

62.体温计意外损坏应急预案

一、防范措施

(1)测体温前,告知患者及亲属,避免体温计被咬破、不慎摔破、坠落等;告知患者亲属切忌将温度计用热水清洗、浸泡、煮沸,以免引起意外。

(2)婴幼儿、意识不清或不合作患者测体温时,护士不宜离开。

(3)婴幼儿、精神异常、昏迷、不合作、口鼻手术或呼吸困难者,禁止测量口温。

(4)科室备"体温计意外损坏应急盒"于处置室污染区,定位放置。

二、应急处理措施

(1)发现温度计破损后,立即采取措施阻止破损体温计伤害患者、亲属及医护人员,安抚患者。将水银溅落区周围的人疏散,关闭门窗及内部通风系统,防止水银蒸发扩散。

(2)带上橡胶手套,将破损体温计、尖锐物品或玻璃碎片,小心拣起放入体温计意外损坏应急盒。

(3)确定可见水银珠位置,使用纸板收集水银珠,动作要缓慢以免水银珠滚散。较大水银珠可使用注射器吸取,缓慢注入塑料容器内加盖,放入可密封袋内贴好标识。

(4)在黑暗房间内,可使用手电筒靠近地板寻找闪光水银珠,确保"检查""搜寻"整个房间。

(5)使用输液贴(或其他黏性胶带)收集肉眼很难看到的小水银珠。用过的输液贴必须放入密封袋内并做好标识。

(6)清理工作结束后,把所有使用过的物品放入一个垃圾袋密封并标识,送到医疗垃圾处理站保管。

（7）清理工作结束后，被水银污染的区域应保持通风至少24小时。如果患者或亲属感觉不适立即寻求医疗处理。

（8）上报医疗质量安全（不良）事件。

三、应急处理流程

发生体温计破损应急处理流程如图3-59所示：

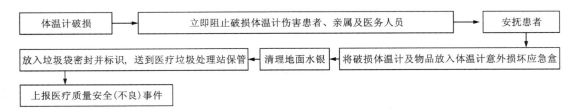

图3-59 体温计破损应急处理流程图

63.高压蒸汽灭菌器故障应急预案

一、防范措施

（1）定期对高压蒸汽灭菌器进行维护和检修，确保功能完好。

（2）强化灭菌人员的岗位职责和操作流程，根据物品正确选择灭菌程序。

（3）操作人员执证上岗，并参加相关专业知识培训，能处理简单故障。

（4）掌握灭菌参数，做好实时监测。

二、应急处理措施

（1）一旦发生灭菌器报警，立即查看蒸汽压力、水压是否足够，如蒸汽压力、水压低，立即分析原因，对简单故障进行排除。必要时启动备用蒸汽发生器和自来水。

（2）如为灭菌器设备故障，立即停用并挂"故障"标识，通知仪修室（电话：_____）查找原因，尽快维修。

（3）短时间内无法正常灭菌时，立即改用其他灭菌器或其他灭菌方法，并优先急需、重要器械的灭菌。

（4）必要时通知相关部门及科室，实施告知义务，及时做出物资、工作调整。

（5）维修结束后，应按要求对灭菌器进行监测，合格后方可使用。

（6）如遇突发紧急状况危及设备、人员安全，立即按下红色"紧急暂停按钮"，通知设备维修部门维修。

三、应急处理流程

发生高压蒸汽灭菌器故障应急处理流程如图 3 - 60 所示：

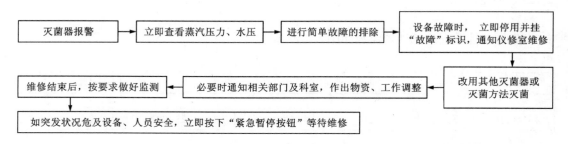

图 3 - 60　高压蒸汽灭菌器故障应急处理流程图

64. 非精神疾病患者突发精神症状（躁动）应急预案

一、防范措施

（1）对护理人员进行培训，使其能正确识别精神症状的早期变化。

（2）密切巡视，多与患者沟通，及早发现精神症状。

（3）对于重大疾病、难治性疾病、特大手术等患者及时做好心理支持与疏导，防止因重大刺激导致精神异常。

（4）详细了解患者的性格特征，根据性格特点予以针对性的心理护理。

（5）对于有精神疾病史的患者及早请精神科专科医生诊治，并设专人看护。

二、应急处理措施

（1）当患者突发精神症状时，立即到患者身边，安抚情绪，并报告医生。

（2）特殊患者将其转入单间隔离管理，专人看护。

（3）清理各类危险物品，保证环境安全。

（4）认真观察病情，并根据患者精神症状的内容尽量予以安抚，避免激惹。

（5）尽量保护患者，避免受到伤害，必要时予以保护性约束或遵医嘱予以镇静药。

（6）密切观察患者的躯体情况与生命体征，防止因过度兴奋、躁动加重心脏等重要脏器的负担而加重病情。

（7）做好其他患者的安抚与指导，避免受到不良影响。

(8)在患者躯体状况稳定的情况下转诊,至精神科接受治疗。

三、应急处理流程

患者突发精神症状应急处理流程如图 3 - 61 所示:

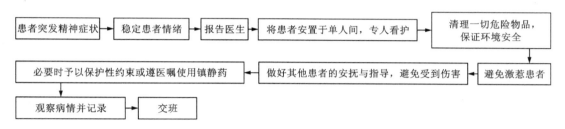

图 3 - 61 患者突发精神症状应急处理流程图

65. 肺栓塞应急预案

一、防范措施

(1)健康教育:做好患者及亲属的健康教育,让患者和亲属从思想上重视,积极配合治疗。

(2)生活护理:嘱患者多饮水,予低脂、低糖、富含纤维素饮食,多吃蔬菜、水果,保持大便通畅。

(3)体位护理:长期卧床尤其是老年患者,肢体运动顺序应由被动运动到主动运动,促进下肢肌肉收缩和舒张,锻炼肌肉,促进血液循环。

(4)静脉护理:尽量避免下肢静脉穿刺,以减少下肢静脉的损伤。提高穿刺技术,力求一次成功,扎止血带不宜过紧,避免同一部位、同一条静脉反复穿刺。

(5)下肢的检测:定期对患者的腿部进行检测并做好记录。检测内容包括有无疼痛、苍白、麻痹、皮温、感觉异常、动脉搏动情况。

(6)服用抗凝药的护理:严格按医嘱服用,按时定量,给药到手,看药到口,观察服后有无呕吐。如有,可根据服药的间隔时间,遵医嘱再次服用;配合医生做好凝血功能的检测,并提醒患者及亲属按要求检测凝血功能。

二、应急处理措施

(1)绝对卧床,保持安静,有效制动。

(2)立即通知医生,备好各种抢救用品,如气管插管用物、呼吸机、除颤仪、急救用品。

(3)给氧，氧流量 4~6L/min，并注意保持气道通畅。

(4)迅速建立两条静脉通道并及时留取检验标本。

(5)遵医嘱给药，观察药物的治疗效果。

(6)安慰患者，帮助其认识疾病，减轻思想顾虑和恐惧，增强治疗信心。

(7)健康宣教：急性期绝对卧床休息；注意保暖；合理膳食；多饮水，保持大便通畅，防止用力排便。

(8)严密观察病情：

①心电监护，严密观察生命体征，观察有无胸痛、呼吸困难、咳嗽、咯血、气短加重等症状变化，并详细做好记录。

②严格按医嘱应用抗凝、溶栓等药物。

③密切观察皮肤、黏膜、穿刺等部位有无出血。

④注意神志、瞳孔变化。

三、应急处理流程

发生肺栓塞应急处理流程如图 3-62 所示：

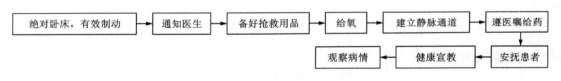

图 3-62　肺栓塞应急处理流程图

66.手术物品清点不对数应急预案

一、防范措施

(1)严格执行手术物品清点查对制度。

(2)巡回护士与洗手护士提前 15 分钟检查器械及敷料的完整性，正确清点数目。

(3)巡回护士及洗手护士两人于手术开始前，关闭体腔前后，缝合皮肤后四次清点所有敷料和器械，并在护理记录单上准确记录数目和完整性。

(4)保持手术间、手术台整洁有序。接台手术时，在患者入室前更换污物袋，清理手术间。

(5)洗手护士准确传递手术物品，观察并知晓进入切口内的敷料、缝针等。

(6)手术中物品掉落或增加，洗手护士及时告知巡回护士，并在护理记录单上及时、正确地记录。

（7）使用 X 线片显影敷料，洗手护士不得随意剪、撕敷料。

（8）严格交接班制度与流程，原则上洗手护士不交接，巡回护士实施清点对数后方可交接，护理记录单上双方签名。

二、应急处理措施

（1）手术当中发现敷料及器械掉落时，医生要及时通知洗手护士与巡回护士及时捡起掉落的器械、敷料，并确认为本台手术器械、敷料后，放置到器械台下并记录。

（2）关闭体腔（切口）前发现器械、敷料数目不对或有缺损时，及时告知手术医生，暂停手术。

（3）洗手、巡回护士、手术医生认真查找手术间、手术台、体腔（切口）内，找到并确认为本台手术的用物时，方可关闭体腔。

（4）数目不对或有缺损的器械、敷料为可显影的材料，X－Ray 照射后确定体腔（切口）内没有显影的物品，巡回护士复制一份备用"护理记录单"，备份单备注栏写明事件经过及缺失物品，注明经多方查找，履行查找程序后仍然无法找到，洗手护士、巡回护士、主刀医生亲自签名，备份交护士长保存。手术方可进行。

（5）数目不对或有缺损的器械、敷料为非显影材料时，反复探查切口，必要时联系术中 B超；没有找到缺失物品，上报医务部（电话：＿＿＿＿＿＿＿＿＿）、护理部（电话：＿＿＿＿＿＿＿＿＿），非正常上班时间上报医院总值班（电话：＿＿＿＿＿＿＿＿＿）。巡回护士复制一份备用"护理记录单"，备份单备注栏写明事件经过及缺损物品，注明经多方查找，履行查找程序后仍然无法找到，洗手护士、巡回护士、主刀医生亲自签名后，备份交护士长保存。

（6）如为大出血手术时，确定需要宫腔填塞敷料进行压迫止血者，经洗手护士、巡回护士、主刀医生确认填塞敷料的原因及名称、数量，并于护理记录单备注栏内记录，将患者送回病房后，与病房护士认真交接班。

（7）事后进行事例分析讨论，查找原因提出防范措施。

（8）上报医疗质量安全（不良）事件。

三、应急处理流程

发生手术物品缺失应急处理流程如图 3－63 所示：

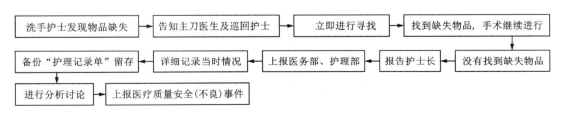

图 3－63　发生手术物品缺失应急处理流程图

67. 蒸汽泄漏应急预案

一、防范措施

(1)定期检查蒸汽管道,保持完好及畅通。

(2)定期对灭菌器进行检测维护,保证灭菌器功能完好。

(3)全体工作人员了解蒸汽管道总闸及灭菌器电源开关位置。

二、应急处理措施

(1)如蒸汽泄漏量小,立即查找原因和泄漏位置,如为蒸汽管道泄漏,立即通知后勤保障部维修班(电话:_____)进行维修。如为设备内蒸汽泄漏,立即通知仪修室(电话:_____)进行维修。同时观察蒸汽泄漏量的变化,挂警示标识,防止人员靠近烫伤。

(2)如蒸汽泄漏发生在相应设备或分支供汽管道,将对应设备和分支蒸汽管道阀门关闭即可。

(3)如蒸汽泄漏发生在输出主管道且泄漏量大时,马上关闭蒸汽发生器电源和蒸汽输出总阀,停用清洗、灭菌设备,并挂好警示标识,等待维修。

(4)短时间内无法正常供应蒸汽时,立即改用手工清洗和低温灭菌方式,并优先急需、重要器械的处理。

(5)必要时通知相关部门及科室,实施告知义务,及时做出物资、工作调整。

(6)如蒸汽暂停时间较长,联系外院消毒供应中心灭菌,以保证供应。

三、应急处理流程

发生蒸汽泄漏应急处理流程如图 3-64 所示:

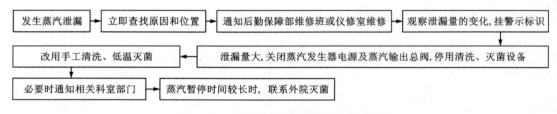

图 3-64 发生蒸汽泄漏应急处理流程图

68.灭菌监测不合格应急预案

一、防范措施

（1）定期对灭菌设备进行维护和检修，确保功能良好。
（2）灭菌员参加相关专业知识培训，执证上岗。
（3）灭菌员必须坚守岗位，严格掌握各种灭菌参数，按要求做好灭菌监测。
（4）质量监测员负责与灭菌员共同查看并记录各种监测结果。

二、应急处理措施

（1）一旦发生灭菌监测不合格，立即停止发放该批次灭菌物品，并停止使用该灭菌器，挂"故障"标识，通知仪修室（电话：＿＿＿＿＿＿＿＿＿）。
（2）通知护士长或质量监测员，并查找已经发出的灭菌物品去向，通知临床科室停止使用，召回该灭菌器自上次生物检测合格以来尚未使用的灭菌物品，做好登记。
（3）报告相关管理部门，通知使用部门对使用该期间灭菌物品的患者进行密切观察。
（4）检查灭菌过程的各个环节，查找灭菌失败的可能原因，采取相应的改进措施，重新进行3次生物监测，合格后该灭菌器方可使用。
（5）上报护理安全（不良）事件。

三、应急处理流程

发生灭菌监测不合格应急处理流程如图3-65所示：

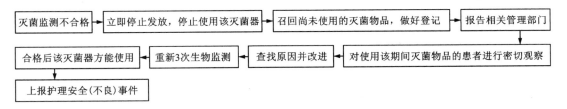

图3-65 灭菌监测不合格应急处理流程图

69.标本采集错误应急预案

一、防范措施

（1）采集各种标本前均遵医嘱执行，核对无误后打印条形码标签。

（2）根据检验项目，选择相应的真空采血管或者其他标本管，并在采血管或标本管上贴上条形码标签。

（3）采集标本前严格执行"三查八对"制度，了解各项检查的注意事项。

（4）采血前做好双人查对，采血后再次进行核对，同时有两名以上患者需要抽血时，必须一人一次采集血标本。严禁同时抽取两人以上患者的血标本，以保证标本的准确无误。

（5）加强有关检验知识培训。

二、应急处理措施

（1）发现标本采集错误时，若标本未送至检验科或输血科，及时找出标本并毁弃。

（2）若标本已送至检验科或输血科，立即电话通知检验科（电话：_____）或输血科（电话：_____），勿进行检验、血型鉴定或交叉配血，并由护士至检验科或输血科将错误的标本收回并毁弃。

（3）标本毁弃后，值班护士遵医嘱，并严格执行"三查八对"制度，经两人核对后重新采集标本，在医嘱单上签全名。

（4）由护士将标本送至检验科或输血科，与检验科或输血科的工作人员核对无误后，交由检验科或输血科进行检验、血型鉴定或交叉配血，并在标本送检本上登记患者床号、姓名、年龄、住院号及标本送达时间，送检护士签全名。

（5）上报医疗护理安全（不良）事件，并由护士长组织讨论，及时总结经验教训。

三、应急处理流程

发生标本采集错误应急处理流程如图3-66所示：

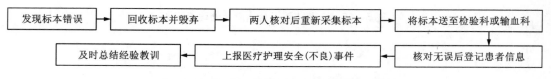

图3-66 发生标本采集错误应急处理流程图

70. 全自动清洗消毒器故障应急预案

一、防范措施

（1）定期对清洗消毒器进行维护和检修，确保功能完好。
（2）强化各级人员的岗位职责和操作流程，根据物品正确选择清洗程序。
（3）操作人员参加相关专业知识培训，能处理简单故障。
（4）掌握各种清洗消毒器参数。

二、应急处理措施

（1）一旦出现机器报警，立即查看报警提示，如为清洗剂缺失等简单故障，根据提示进行处理。

（2）如水压、气压、蒸汽压力异常，应立即检查水处理设备、蒸汽发生器是否正常运行，检查压缩空气管道是否漏气。如为简单故障，立即排除。

（3）如为清洗消毒器设备的简单故障，可根据提示进行排除。如无法排除需停用并挂好"故障"标识，立即通知仪修室（电话：＿＿＿＿＿＿＿＿＿＿）查找原因，尽快维修。

（4）短时间内无法正常使用时，立即改用其他清洗设备或手工清洗，并适当增加去污区的人力。

（5）必要时通知相关科室，实施告知义务，并及时做出物资、工作调整。

（6）如遇突发紧急状况危及设备安全，立即按下红色"紧急暂停按钮"，通知设备维修部门维修。

三、应急处理流程

发生清洗消毒器故障应急处理流程如图 3 - 67 所示：

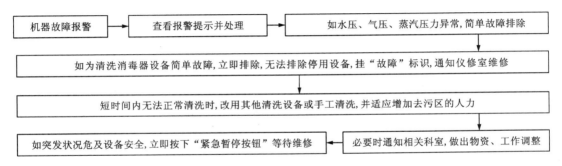

图 3 - 67　清洗消毒器故障应急处理流程图

71. 过氧化氢低温等离子灭菌器故障应急预案

一、防范措施

（1）定期对设备进行维护和检修，确保功能完好。

（2）专人操作，并参加相关专业知识培训。

（3）操作人员必须严格遵守操作流程，掌握各种灭菌器参数。

（4）按要求做好各项监测，认真查看并记录检测结果。

二、应急处理措施

（1）一旦出现机器故障报警，立即查看报警是否与下列原因有关，并进行相应处理。

①如为灭菌物品选择不合理，及时取出不能被机器接受的物品。

②检查物品的干燥程度，考虑是否由干燥不彻底所致。

③查看舱内物品摆放是否过多过紧，有无物品碰壁。

④查看药匣是否失效，插入位置是否到位。

（2）如为机器故障，应通知仪修室（电话：＿＿＿＿＿＿＿＿＿）查找原因，尽快维修。

（3）如有急件需灭菌，立即与手术室（电话：＿＿＿＿＿＿＿＿＿）或门诊手术室（电话：＿＿＿＿＿＿＿＿＿）取得联系，代为灭菌。

（4）必要时通知相关科室，实施告知义务，并及时做出物资、工作调整。

（5）维修结束后，应按要求对灭菌器进行监测，合格后方可使用。

三、应急处理流程

发生灭菌器故障应急处理流程如图 6-68 所示：

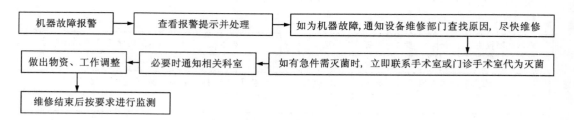

图 6-68　发生灭菌器故障应急处理流程图

72. 门诊心源性突发事件应急预案

心源性突发事件是指患者候诊或就诊过程中突然发生的、危及或可能危及患者生命的心源性疾病事件。

心源性突发事件主要包括心脏骤停、急性心肌梗死、急性左心衰等。

当发生上述突发事件时，值班人员立即报告科主任、门诊办（电话：_____），非正常上班时间报告总值班（电话：_____）。科主任、门诊办工作人员必须于第一时间到达现场进行处理。门诊办主任应根据事件的性质、涉及的学科及人员数量、所需调用的急救设备、药品及医疗器械等情况向医务部及分管院长汇报，并建议启动应急预案。

一、人员准备

（1）在门诊出诊的各科室和设有检查室的科室及后勤保障部、保卫科的主任应保证通信畅通，随时准备应对突发事件。

（2）即刻组成急救小组，组长为内科医生。

（3）门诊各相关科室（临床科室、心电图室、放射科、药剂科、检验科、保卫科等）主任，负责将《门诊心源性突发事件应急预案》灌输到本科室每一位医生、技师、护士及职工，并定期进行演练。

二、报告制度

（1）门诊各楼层（含门诊大厅）分诊护士和导医，一旦发现有突发事件发生，第一时间必须据实报告，不得隐瞒、缓报，报告内容主要是突发疾病患者的基本状况及初步印象。

（2）科主任、门诊办应及时向医务部和分管院长报告。

三、应急预案

（1）主要责任科室：门诊办、各临床科室及在门诊设有检查室的辅助科室（心电图室、放射科、药剂科、检验科等）及后勤保障部、保卫科等。

（2）各责任科室应定期组织全体人员进行相关知识、技能的培训及演练，并储备一定数量的抢救药品、医用耗材、器械及设备。

（3）在求助人员向内科医生（电话：_____）、心电图室（电话：_____）、急诊科（电话：_____）、门诊办（电话：_____）报告的同时，应立即给予患者处理，为组织抢救争取宝贵的时间。

（4）门诊办主任作为总协调员，依据患者的情况，应立即组织以内科医生（当日门诊出诊）为主的急救小组开展抢救工作。任何科室、任何人不得以任何借口拒绝参加救治工作，且内科医生为救治工作的主诊医生，门诊护士及相关科室工作人员密切配合开展救治工作。

四、具体突发事件应急处理措施

1. 心脏骤停处理

（1）立即奔赴患者身边，嘱旁人呼叫医生。

（2）就地置患者于平卧位。

（3）立即予胸外按压或必要时配合医生给予电除颤。

（4）紧急建立静脉通道。

（5）吸氧。

（6）监测血压、心率、呼吸，遵医嘱予以相关药物，并做好记录。

（7）复苏成功的患者，在医务人员的陪同下，护送至综合保健院急诊科行进一步治疗。

（8）紧急情况启动院级抢救小组，携抢救物品及药品至现场急救。

2. 急性心肌梗死处理

（1）心电图提示急性心肌梗死患者，指导患者就地休息或卧于诊疗床上，避免走动，同时通知医生。

（2）吸氧。

（3）遵医嘱建立静脉通道，酌情应用药物。

（4）心理护理，缓解患者的紧张情绪，保持患者的情绪稳定，必要时予镇静药应用。

（5）在医务人员的陪同下，护送至综合保健院急诊科行进一步治疗。

3. 急性左心衰处理

（1）患者取端坐位，双腿下垂，以减轻静脉回心血量，同时呼叫医生。

（2）吸氧，氧流量 6 ~ 8 L/min，必要时乙醇湿化（30% ~ 40%）。

（3）紧急建立静脉通道。

（4）遵医嘱予强心、利尿、平喘、镇静等对症处理。

（5）四肢轮流结扎止血带以降低心脏前负荷。

（6）心理安慰，提供情感支持。

（7）在医务人员的陪同下，护送至综合保健院急诊科行进一步治疗。

73. 高血压危象应急预案

高血压危象包括高血压急症和高血压亚急症，高血压急症的特点是血压严重升高（BP > 180/120 mmHg）并伴发进行性靶器官功能不全的表象，包括高血压脑病、颅内出血、急性心肌梗死、急性左心室衰竭伴肺水肿、不稳定型心绞痛、主动脉夹层动脉瘤。高血压急症需立即进行降压治疗以阻止靶器官进一步损害。高血压亚急症是高血压严重升高但不伴靶器官损害。

一、防范措施

对高血压患者加强宣教：应坚持服药治疗，并经常到保健院监测血压变化，及时调整药物剂量。平常应合理安排工作和休息，不宜过劳，保证充足睡眠。戒烟、戒酒，低脂饮食，避免情绪产生较大波动。

二、应急处理措施

（1）评估：突然头痛、头晕、视力模糊、心悸、气促、恶心呕吐、多汗、面色潮红或苍白等。测血压：舒张压突然升高至 120 mmHg 以上或更高，收缩压相应升高达 180 mmHg 以上。立即报告医生。

（2）吸氧，保持血氧饱和度在 95% 以上。

（3）建立静脉通道。

（4）迅速降压：首选硝普钠静脉滴注，也可用硝酸甘油、酚妥拉明等。同时加口服降压药（尼群地平、硝苯地平、卡托普利）。对于需要立即降压处理的高血压脑病、合并肺水肿等应在 1 小时内降压，1 小时使平均动脉血压迅速下降但不超过 25%，在以后的 2~6 小时内使血压降至安全范围（160/100 mmHg 左右）。如果可耐受，临床情况稳定，在随后 24~48 小时逐步降至正常水平。

（5）遵医嘱予脱水、排钠、降低颅内压、止惊等对症治疗，防止靶器官损坏。如甘露醇脱水防治脑水肿；肌注地西泮等镇静止惊；合并左心衰时予强心、利尿及扩血管等治疗。合并氮质血症者，予以血透治疗。

（6）严密观察病情变化，监测血压、尿量、血氧饱和度等生命体征。评估血容量和颅内压。

（7）排除影响患者血压的因素：将患者安置于相对安静的环境中，监测血压。解除疼痛、缺氧、情绪等因素。避免过多搬动。尽量避光。

（8）予心理护理：让患者安静休息，头部抬高，取半卧位。

三、应急处理流程

发生高血压危象应急处理流程如图 3-69 所示：

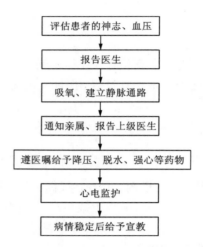

图 3 - 69　高血压危象应急处理流程图

74. 腹部术后伤口裂开应急预案

一、防范措施

（1）改善全身营养状况。对年老体弱、全身营养状况差、低蛋白血症者，术前应加强营养支持，如输白蛋白、血浆或全血，及时纠正电解质紊乱，必要时给予完全胃肠外营养。

（2）术前积极治疗基础病。如糖尿病患者应控制血糖；慢性支气管炎、咳嗽者应戒烟，积极治疗支气管炎；便秘者给予清洁灌肠或口服缓泻药。

（3）术中严格执行无菌技术操作、遵循手术操作规范。如手术中应做好切口保护，操作轻柔，对全身营养状况差、肥胖者，手术时应合理使用电刀，有目的地进行减张缝合，术后使用腹带加压包扎，并适当延长伤口拆线时间。

（4）及时、准确地执行医嘱，维持生命体征平稳和水、电解质及酸碱平衡。如补足血容量和各种营养，确保机体正常需要；吸氧，增加血氧饱和度，有利于组织愈合；合理使用抗生素预防感染。

（5）密切观察切口和腹部情况，一旦发现异常，立即向医生汇报。

（6）积极处理术后咳嗽、腹胀或排便困难等症状。如痰液黏稠、咳嗽困难时，给予雾化吸入以稀释痰液，拍背助其有效咳嗽排痰，嘱其平卧，以减轻咳嗽时膈肌突然大幅度下降，骤然增加腹压；全身麻醉患者应常规留置胃管，给予持续胃肠减压，必要时留置肛管排气；排便困难者可给予缓泻药或低压灌肠。

（7）加强患者健康教育。如指导患者进行深呼吸，协助有效咳嗽排痰；指导患者早期活动，促进全身血液循环和胃肠道功能恢复，减少肠胀气，有效降低腹腔内压力。

二、应急处理措施

（1）一旦发生切口全层裂开，立即报告医生，安抚患者，卧床休息、制动，立即用0.9%氯化钠溶液纱布覆盖，并用腹带包扎，协助医生进一步处理。如有内脏脱出，切忌将内脏还纳入腹腔，以免造成腹腔感染，或内脏受损。

（2）积极完善再次手术的准备，给予清创缝合（宜减张缝合），以减少或预防切口疝的发生。

（3）切口部分裂开者，应彻底清除坏死、感染、变性组织及线结，再次进行切口缝合。

（4）继续加强抗感染治疗，改善全身营养状况，促进伤口愈合。

三、应急处理流程

发生术后切口裂开应急处理流程如图3-70所示：

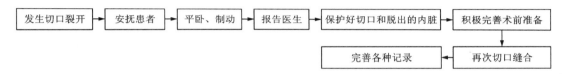

图3-70 发生术后切口裂开应急处理流程图

75. 输卵管妊娠破裂应急预案

一、目的

抢救生命，保证患者安全。

二、应急处理措施

（1）立即开放静脉通道、吸氧、监测生命体征：大血管、留置针、快速补液；给氧2~4 L/min，保持患者呼吸道通畅，注意观察给氧效果。

（2）立即采血备查：血常规、血型、凝血功能、肝肾功能、乙肝、丙肝、HIV、梅毒；交叉配血。

（3）立即送入手术室。

三、应急处理流程

发生输卵管妊娠破裂应急处理流程如图3-71所示：

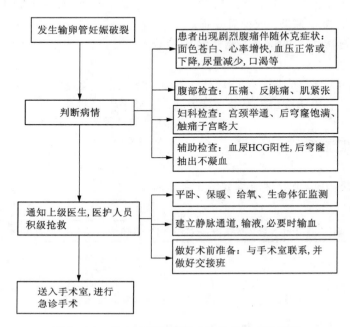

图3-71　发生输卵管妊娠破裂应急处理流程图

76.人工流产综合征应急预案

一、应急预案

(1)停止操作，平卧，立即通知医生，吸氧，保持呼吸道通畅，测血压。

(2)遵医嘱给予阿托品0.5~1 mg静脉注射，必要时建立静脉通道。

(3)如术中发生，立即停止手术，进行抢救，观察病情。

(4)告知患者或亲属病情。

(5)做好护理及医疗记录。

二、应急处理流程

发生人工流产综合征应急处理流程如图3-72所示：

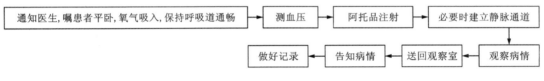

图 3 - 72 人工流产综合征应急处理流程图

77. 卵巢过度刺激综合征患者心力衰竭应急预案

卵巢过度刺激综合征(ovarian hyperstimulation syndrome,OHSS)是应用促性腺激素诱发排卵中最严重的并发症。

一、应急处理措施

(1)维持有效循环血量:中度、重度 OHSS 有血液浓缩表现,因此应补充胶体溶液扩容。常用的有清蛋白、血浆和右旋糖酐 40 等。中度 OHSS 用右旋糖酐 40 扩容,每日静脉滴注 500 ~ 1 000 mL 右旋糖酐 40。重度患者在使用右旋糖酐 40 的同时,还应加用清蛋白,根据病情,每天使用清蛋白 10 ~ 50 g。血容量增加后,尿量也增加,血液黏稠度降低,血栓形成的机会减少。

(2)利尿:只有少尿或无尿时才使用利尿药。OHSS 患者利尿时只选用甘露醇,不可使用袢利尿药,因为袢利尿药可使血液进一步浓缩,循环血量减少,血液黏稠度增加。

(3)外科治疗:

①胸腹腔穿刺:大量胸腔积液导致呼吸困难者须行胸腔穿刺,可使呼吸困难得到迅速缓解,有大量腹腔积液者被抽吸腹腔积液后,下腔静脉和肝脏的压力减轻,肾功能因此得到改善,并且膈肌下降,呼吸困难得到缓解。

②卵泡液的抽吸治疗:卵泡液中含有大量雌激素、前列腺素、肾素原或肾素样活性物质和血管内皮生长因子(vascular endothelial growth factor,VEGF)等,这些物质在 OHSS 发病中起到重要作用。在 B 超监视下抽吸卵泡液,可以使上述因子减少,因此可以治疗重度 OHSS。

③终止妊娠:如果妊娠后病情非常严重,有危及生命可能,则行人工流产术终止妊娠。

二、应急处理流程

患者发生 OHSS 致心力衰竭应急处理流程如图 3 - 73 所示:

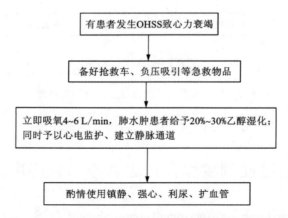

图3-73 患者发生OHSS致心力衰竭应急处理流程图

第四章　公共卫生类应急预案

1. 重大突发公共卫生事件应急医疗救援预案

一、编制目的

为保障自然灾害、事故灾难、公共卫生、社会安全事件等突发公共事件发生后，各项医疗卫生应急救援工作迅速、高效、有序进行，提高保健院应急反应能力和医疗卫生救援水平，最大限度地减少人员伤亡和健康危害，保障人民群众身体健康和生命安全，维护社会稳定。

二、编制依据

依据《中华人民共和国传染病防治法》《中华人民共和国食品卫生法》《中华人民共和国职业病防治法》《中华人民共和国放射性污染防治法》《中华人民共和国安全生产法》《突发公共卫生事件应急条例》《医疗机构管理条例》《核电厂核事故应急管理条例》和《国家突发公共事件总体应急预案》制定本预案。

三、定义

根据突发公共事件导致人员伤亡和健康危害情况，《国家突发公共事件医疗卫生救援应急预案》将医疗卫生救援事件分为特别重大（Ⅰ级）、重大（Ⅱ级）、较大（Ⅲ级）和一般（Ⅳ级）事件。本预案中"重大突发事件"是指特别重大（Ⅰ级）、重大（Ⅱ级）事件：

1. 特别重大事件（Ⅰ级）

（1）一次事件出现特别重大人员伤亡，且危重人员多，或者核事故和突发放射事件、化学品泄漏事故导致大量人员伤亡，事件发生地省级人民政府或有关部门请求国家在医疗卫生救援工作上给予支持的突发公共事件。

（2）跨省（区、市）的有特别严重人员伤亡的突发公共事件。

（3）国务院及其有关部门确定的其他需要开展医疗卫生救援工作的特别重大突发公共事件。

2.重大事件（Ⅱ级）

（1）一次事件出现重大人员伤亡，其中，死亡和危重病例超过5例的突发公共事件。

（2）跨市（地）的有严重人员伤亡的突发公共事件。

（3）省级人民政府及其有关部门确定的其他需要开展医疗卫生救援工作的重大突发公共事件。

四、保健院应急医疗救援体系

重大突发事件发生后在医院应急领导小组的指挥下设立现场医疗卫生救援指挥部，特别重大事件和重大事件分别由院长、医疗副院长负责统一指挥、协调现场医疗卫生救援工作。

五、现场医疗救援方案

（1）医疗卫生救援应急队伍在接到救援指令后立即赶赴现场，服从现场救援指挥人员领导，根据现场情况全力开展医疗卫生救援工作。在实施医疗卫生救援的过程中，既要积极开展救治，又要注重自我防护，确保安全。

（2）到达现场的医疗卫生救援应急队伍，要迅速将患者转送出危险区，本着"先救命后治伤、先救重后救轻"的原则开展工作，按照国际统一的标准对患者进行检伤分类，分别用蓝、黄、红、黑四种颜色，对轻、重、危重伤患者和死亡人员做标记（分类标记用塑料材料制成腕带），扣系在患者或死亡人员的手腕或脚踝部位，以便后续救治辨认或采取相应的措施。

（3）当现场环境处于危险或在患者情况允许时，要尽快将患者转移并做好以下工作：

①对已经检伤分类待送的患者进行复检。对有活动性大出血或转运途中有生命危险的急危重症者，应就地先予抢救治疗，做必要的处理后再进行监护下转运。

②认真填写转运卡提交接纳的医疗机构，并报现场医疗卫生救援指挥部汇总。

③在转运中，医护人员必须在医疗仓内密切观察患者病情变化，并确保治疗持续进行。

④在转运过程中要科学搬运，避免造成二次损伤。

⑤合理分流患者或按现场医疗卫生救援指挥部指定的地点转移。

六、院内医疗救援

1.预检分诊

（1）在公共卫生事件发生时，医院根据要求设立专门的预检分诊处。预检分诊室应当明确，相对独立，通风良好，流程合理，具有消毒隔离条件和必要的防护用品。

（2）分诊人员由经验丰富、判断力强、处置果断的人员担任。工作认真，服务热情，预检分诊迅速、准确，及时发现危重患者，使其得到及时抢救。发现异常或意外情况及时报告，正常上班时间上报医务部应急管理办公室（电话：_____）；非正常上班时间报告医院总值班（电话：_____）。

（3）对于突发群体性伤害、中毒和烈性或新发传染病，按照"快速分诊、分级处理"的原则对患者进行分诊并及时向保健院应急救援办公室院感科(电话:_____)或医院总值班(非正常上班时间,电话:_____)汇报。

(4)按"先救命后治伤、先救重后救轻"的原则开展工作,对不同病情送至不同地方救治:急危患者抢救区(急诊抢救室)、危重患者救治区(急诊 ICU)、重症患者留观救治区(急诊留观室)、轻症患者接诊区(急诊科各诊室)。发现传染病要立即隔离,并做好消毒和疫情报告。

(5)传染病患者(或疑似患者)预检,应当仔细询问患者有关的流行病学史、职业史,结合患者的主诉、病史、症状和体征等对患者进行传染病的预检。

(6)经预检为传染病患者或者疑似传染病患者的,应当将患者分诊至临床观察保健院或定点收治保健院就诊,并对患者采取防止传播扩散措施和对接诊处采取必要的消毒措施,同时按规定进行疫情报告。

(7)对呼吸道等特殊传染病患者或者疑似患者,依法采取隔离或者控制传播措施,按照规定对患者的陪同人员和其他密切接触人员采取医学观察和其他必要的预防措施。

(8)医院不具备传染病救治能力的,应在征得医务部的同意后及时将患者转诊到具备救治能力或指定的医疗机构诊疗,并将病历资料复印件转至相应的医疗机构。转诊传染病患者或疑似传染病患者时,应当按照规定使用专用车辆。

(9)预检分诊处应当采取标准防护措施,按照规范严格消毒,并按照《医疗废物管理条例》的规定处理医疗废物。

(10)疑似或临床确诊传染病患者转走后要及时进行严格的终末消毒,接触患者的医护人员须更换帽子、防护口罩及工作服后方可重新接诊下一个患者,运送患者的车辆、担架等要进行消毒,随车驾驶人员要做好个人防护。

(11)做好终末消毒记录:内容包括接诊患者姓名、性别、年龄、住址、工作单位及联系方式,空气、地面、物体表面及使用过的医疗用品等的消毒方式和持续时间,以及医疗废物和污染衣物的处理等,最后实施消毒人员和记录者签名,并注明记录时间。

2. 医疗救治

(1)保健院应急救援管理办公室应动员和调整全院医疗资源,开通"绿色通道",尽最大可能满足急救的需要。

(2)对医院附近突发公共卫生事件,发现批量患者或毒物接触者涌入,在未接到上级公共卫生事件应急处置中心指令的情况下,急诊科医务人员应立即向医院应急救援管理办公室(电话:_____)汇报,应急救援管理办公室在积极部署应急处置的同时积极向省卫生厅应急办报告;特别是在发生有毒物持续外溢、爆炸、燃烧的化学事故或群体创伤的情况下,除了针对可能的毒物接触予以对应处理外,对伴有外伤、烧伤及化学灼伤的患者需尽早进行处理(包括清洗、包扎、固定、清创、止血、抗休克和抗感染治疗等)。对有生命危险的患者实施紧急处置和监护。

(3)除对危重患者(包括传染病患者)应立即抢救,收住入院(传染病患者及疑似患者收住隔离病室)外,对大量涌入的症状不明显或较轻微的有毒化学物接触者,在未经上级卫生健康行政部门同意分流和医疗用房不足的情况下,可临时腾出会堂、办公用房等处安排留观。

(4)对于需急诊手术、进入 ICU 抢救、住院或需留观的患者由现场总指挥决定,安排收住相关科室,并向领导小组汇报。

（5）按照本省病历书写规范的要求书写病历，做好记录。

3. 转诊

对已接收的，超出医院容纳和救治能力的患者和需要转送到定点收治保健院或留观保健院的患者，须先上报保健院应急救援办公室，经上级卫生健康行政部门同意分流和统一调度，并在落实转诊保健院的情况下，写好简要病历，方能转往指定保健院。

七、信息发布

突发公共卫生事件发生后要按照信息发布的有关规定和基本要求，由保健院新闻发言人及时、准确、全面发布相关信息。

八、应急医疗救援反应终止和善后处理

1. 应急医疗救援反应终止

（1）保健院应急医疗救援办公室根据上级卫生健康行政部门及保健院应急领导小组指令宣布应急医疗救援终止。

（2）卫生应急工作结束后，应将情况及时通报院内参与事件处置的各相关部门，必要时通过新闻媒体同时向社会发布应急结束的信息。

2. 卫生应急的善后处理

突发公共卫生事件结束后，应急救援办公室应组织相关人员对突发公共卫生事件的控制专业技术措施、控制效果及控制保障进行评估。评估报告上报保健院应急医疗救援领导小组及上级卫生健康行政部门。

（1）突发公共卫生事件应急准备和保障评估：对应急预案和技术方案、应急队伍和人员培训、应急物资储备和装备进行评估。

（2）突发公共卫生事件应急医疗救援控制措施评估：按事件处置进程完成初步评估、进程评估、终结评估。主要对医疗救援的及时性、处置措施的有效性、针对性、科学性及负面效应进行评估。

3. 责任追究与奖励

在重大突发事件医疗救援过程中，如有玩忽职守、失职、渎职等行为者，根据相关法律法规追究当事人的责任；对处置突发公共卫生事件有重大贡献的部门和个人，给予奖励和表彰。

4. 抚恤和补助、征用物资及劳务的补偿

对应急处理期间紧急调集、征用的物资和劳务进行合理评估，给予补偿。

2. 医疗废物流失、泄露、扩散等意外事故应急处置预案

依据《医疗废物管理条例》《医疗卫生机构医疗废物管理办法》和《医疗废物管理行政处罚办法》等文件要求，为规范院内医疗废物的安全管理，有效预防和控制医疗废物对人体健康和环境产生危害，特制定本预案。

一、成立医疗废物管理领导小组、职责和管理机构

1.医疗废物管理领导小组

组长：医务副院长、后勤副院长

组员：医务部、护理部、后勤保障部、院感科、药学部、检验科、放射科、供应室、门诊办、物资供应部等部门负责人。

2.职责

(1)负责指导、检查医疗废物分类收集、运送、暂时储存及院内处置过程中各项工作的落实情况。

(2)负责指导、检查医疗废物分类收集、运送、暂时储存及院内处置过程中的职业卫生安全防护工作。

(3)负责组织医疗废物流失、泄漏、扩散和意外事故发生时的紧急处理工作。

(4)负责组织有关医疗废物管理的培训工作。

(5)负责有关医疗废物登记和档案资料的管理。

(6)负责及时分析和处理医疗废物管理中的其他问题。

(7)办公地点设在后勤保障部。

3.医疗废物分类收集、运输和储存的职责及管理

(1)医疗废物产生地的分类收集、包装管理：由产生废物的医务人员、工作人员负责分类存放。临床及医技科室负责人/护士长负责本部门医疗废物的管理，医务部、护理部、后勤保障部和院感科负责督查管理工作。

(2)医疗废物运输、暂时储存和保管管理：物业公司专职工作人员负责运输和暂时储存，后勤保障部负责管理。

(3)行政监督、检查、档案资料：后勤保障部及科室各自保存。

二、防范措施

(1)科室应严格按照医疗废物分类目录，将本科室产生的医疗废物分类收集和包装，严格执行保健院制定的有关医疗废物管理的各种制度，并做好移交登记。

(2)医疗废物暂存处应有明显警示标识、专用容器和防盗、防鼠、防蚊蝇、防蟑螂的措施，每天由定点单位运走处理，暂时储存时间不得超过2天。移交登记资料至少保存3年，任何部门、科室、个人不得转让和买卖医疗废物。

(3)医务人员和工作人员在医疗废物分类收集、运送、暂时储存及处置过程中应做好防护措施，配备必要的防护用品。

(4)损伤性废物如医用针头、玻璃安瓿、玻璃试管、刀片、缝合针等应放入利器盒内，注射后针头不要套回针帽内。

(5)处理医疗废物时应戴防护手套、穿防护衣、口罩、水靴等，处理锐利废物应防止被刺伤。

三、应急处理

当医疗废物流失、泄漏、扩散和意外事故发生时，发现人应报告后勤保障部主任和院感科主任（下班时间及节假日报告医院总值班，电话：_____），并按照以下要求及时处理。

（1）在受污染区域设立隔离区，禁止通行（尽可能减少对患者、医务人员、其他现场人员及环境的影响，以防扩大污染）。

（2）确定流失、泄漏、散落的医疗废物的类别、数量、发生时间、影响范围及严重程度。

（3）对溢出、散落的医疗废物迅速进行收集、清理和消毒处理；对液体溢出物采用吸附材料吸收处理；对污染的地面须进行消毒和清洁。

（4）对感染性废物污染区域进行消毒时，消毒工作从污染最轻区域到污染最严重区域进行；对所有可能被污染的工具也应进行消毒。

（5）清理工作时须穿戴防护服、手套、口罩、水靴等防护用品；清理工作结束后用具和防护用品（一次性用品除外）均须消毒处理。

（6）如在清理工作时不慎发生职业暴露（锐器伤或被医疗废物污染等），按《医务人员职业卫生防护规程》进行处理。并填报《妇幼保健院医务人员（血液、体液）职业暴露登记表》。

（7）处理工作结束后，应对事件的起因进行调查，并采取有效的防范措施预防类似事件的发生。调查内容包括以下几个方面：

①事件发生的时间、地点、原因及其简要经过。

②泄漏、散落的医疗废物的类别、数量、医疗废物产生的科室/部门。

③评估已造成的危害和潜在影响。

④已采取的措施和处理结果。

四、应急处理流程

发生医疗废物事故应急处理流程如图 4-1 所示：

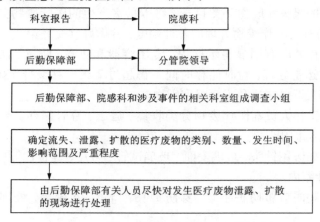

图 4-1　发生医疗废物事故应急处理流程图

3. 食物中毒应急预案

为了有效预防、及时控制和消除食物中毒突发事故造成的危害，保障全院职工、患者、家属的身体健康与生命安全，制定本预案。

当全院职工、患者、家属，因集体食用了被生物性、化学性有毒有害物质污染的食品或食用了有毒有害物质的食品后出现的急性、亚急性食源性疾患而发生的食物中毒事件时，应按照以下要求及时采取紧急处理措施。

在食品加工、供应过程中或用餐时发现食品感官性状可疑或有变质可能时，经确认后，立即撤收处理该批全部食品。

一、防范措施

在餐饮中心树立食品卫生安全意识、时时警惕食物中毒事件的发生。

二、应急措施

（1）临床科室发现可疑食物中毒患者及时报告院感科、医务科、后勤保障部及院办负责人（电话：_____），由医院医生初步检查确定，采取以下措施：

1）观察病情，对症处理。

2）如果确定食物中毒，做好以下工作：

①立即治疗、护理患者。

②立即报告医院后勤保障部并通知食堂（电话：_____），启动应急预案，采取抢救措施。

③立即向上级有关部门报告。

④收集相关病情信息、食物及原加工材料，协助卫生部门进行事件调查、处理。

（2）督导食堂负责人立即参与指挥抢救工作。

（3）医务科、院感科负责组织协调相关部门科室进行治疗和抢救，并指挥以下工作：

1）责令食堂立即停止食品加工、供应工作。

2）由院感科立即向上级卫生部门报告（电话：_____），报告时间离发病时间不得超过2小时。

3）负责保护好现场，封存一切剩余可疑食物及原料、工具、设备、保护好中毒现场和食品留样，防止人为破坏现场，等候卫生执法部门处理。

4）组织治疗或抢救，必要时转院治疗。

5）院感科负责人要深入病区配合卫生行政部门，做好流行病学调查。向患者了解食物中毒的经过，调查可疑食品、统计中毒人数，并预测发展趋势。

6）医务科和临床科室负责人需做好善后工作。安抚患者及其家属，避免事态扩大化。

（4）及时总结经验教训，采取有效的整改措施，预防再次发生，并写出总结报告。

三、应急处理流程

发生食物中毒事件应急处理流程如图 4-2 所示：

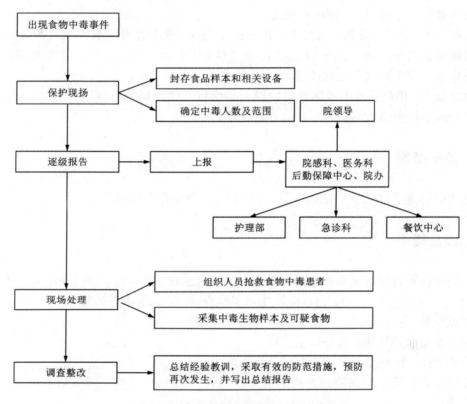

图 4-2　食物中毒事件应急处理流程图

4. 突发水质污染事故应急处理预案

一、适用范围

医院二次供水水源、直饮水源、科室桶装水供应。

二、组织管理

（1）医院要加强饮用水安全卫生工作的管理，后勤保障部主任为安全用水第一责任人。进一步完善饮水卫生安全管理制度，落实有效措施，责任到人。

（2）规范饮用水供应工作。饮用水设定专人管理，管理人员要定期体检，身体健康状况要符合卫生监督主管部门要求（办理健康合格证）。饮用水存放环境整洁，并确保每日检查3次，一旦发现相关指标超标，立即停用；未进行水质净化和消毒的水源应标有"非饮用水"的明显标识；医院公共场所应配备直饮水机，同时为病房和办公室配备足够数量的电热水瓶，确保人员的饮用水；确实不能保证供应开水的场所要号召自带白开水或饮用纯净水。

（3）使用桶装净化水的科室，要及时索取桶装水生产单位的有效卫生许可证原件，并保留复印件或饮水机有效的涉水产品卫生许可批件；直饮水机和饮水机要定期消毒，由供水商安排专业人员进行。做好饮水机定期清洗消毒的书面记录，提醒饮水机清洗消毒专业机构定期为保健院的饮水机做好清洗消毒工作等。

三、饮用水污染事故应急处理

（1）饮用水污染事故发生后，应紧急组织有关工作小组和人员，立即赶赴现场，配合当地卫生健康行政部门迅速开展现场调查，查找污染原因及污染物，了解污染物的种类、性状、毒性及污染程度，掌握供水范围及接触人群身体健康危害程度等，分析污染的扩散趋势，并据此提出科学、行之有效的紧急控制与消除污染措施。

（2）发生饮用水污染事故后，配合卫生监督部门开展有关调查、配合疾病预防控制部门开展水质监测，不得以任何理由予以拒绝；在卫生监督部门的指导下，现场制订治理方案，针对水污染环节和污染原因采取相应的控制措施，控制事态进一步蔓延和扩大，严防水污染事故再次发生。

（3）当出现饮用水或桶装水质受到严重污染、威胁供水卫生安全等紧急情况时，应立即停止供水，在保证水质卫生安全质量的前提下采取与附近的大型超市签订临时性瓶装饮用水供水协议，以保证院内正常生活饮用水问题，避免和减少水污染对职工和患者身体健康造成的危害。

（4）饮用水污染事故发生后，形成书面材料（内容包括事故经过、现场调查检测结果、事故原因分析、事故处理经过、效果、存在问题及建议等），按时逐级上报。如果不属于客观原因要接受卫生健康行政部门的卫生健康行政处罚。

（5）对已饮用受污染水源导致有疾病症状的人员的处置：

①停止饮用相关饮用水；组织有关人员对问题饮用水封样。

②采集患者排泄物和已饮用过的水标本，并送检疫部门检测。

③第一时间对患者进行急救治疗，对症治疗和特殊治疗；同时通知亲属，如实阐述事故经过，并认真做好患者及其亲属的工作，争取其配合。

（6）对可疑饮用水的紧急处置：

①保护现场，封存有污染的饮用水。

②追回已流出、储存、分发的饮用水。

③在疾控中心专家的指导下，对被污染饮用水进行无害化处理。

（7）中毒现场紧急处置：对接触过污染饮用水的茶具、容器进行彻底清洗和有效消毒。

（8）医务部院感科要做好水质污染事故专项登记工作，包括饮水污染情况、科室、人数；因饮水而得病的患者或职工姓名、发病日期、主要症状、处理情况等，并积极协助卫生监督部门、疾控中心等部门做好调查工作,在卫生监督等部门的指导下做好相关工作。

四、应急预案结束

当饮用水污染事故得以控制,污染原因消除后,在恢复供水前,必须重新进行二次供水水源的检测,达到国家卫生标准后方可供水,并公告全院职工。

五、应急处理流程

突发水质污染应急处理流程如图 4 – 3 所示:

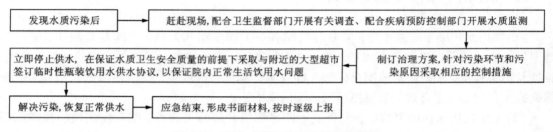

图 4 – 3　突发水质污染应急处理流程图

5. 化学危险品溢出与暴露处置应急预案

为做好保健院工作人员应对化学危险品溢出与暴露的预防与处理工作,降低职业暴露的风险,有效预防职业暴露,依据《化学危险品安全管理条例》《机关、团体、企业、事业单位消防安全管理规定》和《病原微生物实验室生物安全管理条例》等有关文件的规定,结合院内实际情况,特制定本预案。

一、预防措施

(1)危险化学品事故应急救援原则:强化管理,安全第一;居安思危,预防为主;快速反应,协同应对;条块结合、依法处置的原则。

(2)医院成立化学危险品突发事件应急处置领导小组(以下简称保健院应急领导小组),对保健院依法处理化学危险品突发事件应急工作实施统一指挥、监督和管理。

(3)严格遵照化学危险品管理办法的规定,加强化学危险品的储存和使用管理,责任到人,预防和应急火灾、爆炸的发生。

(4)化学危险品必须存放于专用仓库、专用场地或专用储存箱内,进行分类存放,文字标识清楚。应有专人保管,并有严格的账目和管理制度。

(5)在岗操作人员应认真进行岗位检查,发现事故险情,应立即上报科室主任及直接主管，并及时通知与本岗位有关联的科室，以便及时采取应急措施，将事故控制在最低程度，使损失降低到最低水平。

（6）强化医院化学危险品的日常监督检查工作，针对存在的问题提出整改意见，不断改进保健院危险化学品的安全管理工作。

二、应急处理措施

（1）化学危险品溅洒于皮肤、黏膜表面，应立即先用肥皂水，再用流动的清水、自来水或 0.9% 氯化钠溶液冲洗至少 15 分钟。

（2）化学危险品溅入口腔、眼睛等部位，用洗眼装置或流动的冷水长时间彻底冲洗眼睛至少 15 分钟。

（3）工作人员发生化学污染时立即用流动清水冲洗被污染部位，在进行安全沐浴时应移除被污染的衣物。并立即到急诊室就诊，根据造成污染的化学物质的不同性质用药。

（4）标本化学污染时，若各种表面被明显污染时，用 1 000 ~ 2 000 mg/L 的有效氯溶液撒于污染表面，并使消毒液浸过污染表面保持 30 ~ 60 分钟再擦除。拖把或抹布用后浸于上述消毒液内 1 小时。

（5）棉质工作服、衣物有明显化学污染时，可随时用有效氯 500 mg/L 的消毒液浸泡 30 ~ 60 分钟，然后冲洗干净。

（6）化学危险品引发火灾时应立即移去或隔绝燃料的来源，隔绝空气、降低温度。对不同物质引起的火灾，采取不同的扑救方法。防止火势蔓延，首先切断电源、熄灭所有加热设备；快速移去附近的可燃物；关闭通风装置，减少空气流通。

（7）发生泄露时，不允许人员进入泄露区域直到清理完毕。

（8）一旦发生职业暴露，在相关科室处置后尽快报告，感染性职业暴露上报院感管理科（电话：＿＿＿＿＿＿＿＿），其他职业暴露（可能导致工伤）3 个工作日内于医保科（电话：＿＿＿＿＿＿＿＿）办理工伤快报备案，备案后立即到人力资源部（电话：＿＿＿＿＿＿）申请工伤认定。

（9）及时总结经验教训，采取有效的整改措施，预防再次发生，并写出总结报告。

三、应急处理流程

发生化学危险品暴露应急处理流程如图 4 - 4 所示：

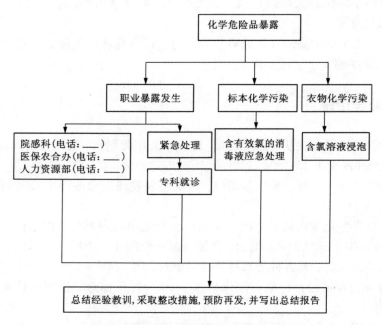

图4-4 化学危险品暴露应急处理流程图

第五章　后勤类应急预案

1. 火灾扑救应急预案

　　火灾是一类严重威胁人民群众生命和财产安全的危险事故，全国每年因各种原因造成的此类事故就达数万起，产生了恶劣的影响，并造成巨大的损失。依据《中华人民共和国消防法》《机关、团体、企业、事业单位消防安全管理规定》等法律法规，本着预防和减少火灾危害的原则，为了更好地认识与防范火灾事故的发生、降低突发火灾的危害程度，将事故控制在最低限度内。从而保证全院职工的人身安全，同时又能让人人树立安全第一的思想；在遇到紧急情况时不慌张，听从保健院的指挥，做到急而不乱，忙而有序，尽最大可能避免人员伤亡，降低财产损失，为此制定本应急预案。

一、组织机构及工作职责

（一）妇幼保健院火灾扑救指挥部
总指挥：院长（法人代表）
副总指挥：党委书记、主管副院长
常设位置：保卫科消防监控中心
电话：_____
职责：
（1）指挥部是火灾现场的最高指挥权力机构。总指挥应坚守岗位，收集各行动组信息，根据火灾现场情况，负责对全院各部门的指挥、调度、发布抢救指令。
（2）负责火灾扑救的全面指挥，向各行动组下达行动命令。
（3）决定上报火警119；组织和协助公安消防部门的救火指挥。
（二）指挥部
1. 火灾扑救组
组长：保卫科科长
副组长：保卫科消防专干

组员：保安应急小分队

常设位置：保卫科

电话：_____

职责：

（1）负责火灾现场的侦察，扑救初起火灾的现场组织，在指挥部未到达指挥位置前，具有临时全面指挥权力。

（2）发生火情立即赶到现场侦察，了解火点位置、火灾面积、火势及危害程度并及时报告指挥部。

（3）组织应急小分队、义务消防队员和各部门防火安全员利用各种灭火器材进行初起火灾的扑救。

（4）配合公安消防人员对火场进行扑救，直到扑灭为止。

（5）灭火后负责调查火源及起火原因，撰写火灾报告并提出奖惩意见。

2. 人员疏散组

组长：护理部主任

副组长：党办主任、各党总支书记

常设位置：护理部

电话：_____

职责：

（1）负责组织疏散火场以及火情危害区的各类人员，保证全体非救火人员安全撤离，减少人员伤亡。

（2）负责组织火场工作人员（医生、护士、工勤人员等）带领患者和受火灾威胁人员迅速撤离，疏散到安全地带。

（3）负责妥善安排在院内的住院患者，对危重患者保证抢救治疗不中断。

3. 秩序维护组

组长：工会副主席

副组长：保卫科、监审部、物资设备部主任

常设位置：工会

电话：_____

职责：

（1）负责维护火场周围秩序，保证救火工作顺利进行。

（2）负责封锁通往火场的各条通道，在大批人员撤离后关闭火场防火门。

（3）负责现场安全保卫，设立火场安全隔离区，协助火场人员疏散撤离，禁止无关人员进入现场，保证消防人员迅速展开扑救。

（4）负责对抢救出来的物资进行集中保管，减少财产损失。

（5）协助公安消防人员做好灭火后现场保护。

（6）与火灾扑救组共同参加调查火源及起火原因。

4. 道路开通组

组长：后勤保障部主任

副组长：后勤保障部副主任及水、电、气各组组长

常设位置：后勤保障部

电话：_____

职责：

（1）负责保障消防通道、人员疏散通道、消防车辆行驶通道畅通无阻。

（2）迅速开通火灾现场周围的疏散通道。

（3）根据火场需要及时开通院区其他大门，引导消防车辆抵近火区。

（4）准备应急破拆工具和后勤物资的保障。

5. 动力保障组

组长：后勤保障部主任

副组长：后勤保障部各班组组长

常设位置：后勤保障部

电话：_____

职责：

（1）负责保障火场消防用水，控制电、气等火场危险设施。

（2）与保卫科监控中心配合迅速启动地下消防泵，保障墙壁消火栓供水。

（3）派人协助消防车辆连接地下消火栓。

（4）及时切断火场氧气等气体，保障灭火人员安全。

（5）根据灾情向指挥部提出切断电源报告。

（6）负责水、电、气等设施的抢险维修。

（7）负责发生火灾时建筑物的电梯控制物停放首层的工作。

6. 通信联络组

组长：院办公室主任

副组长：信息中心主任

常设位置：院办公室

电话：_____

职责：

（1）负责救火工作的联络畅通。

（2）利用有线、无线通信设施和徒步通信，保证指挥部与各行动组之间、指挥部与院外公安消防部门之间，以及与其他有关部门之间的联络通畅。

（3）选出3～5名年轻可靠、身体健康的工作人员，以防有线、无线通信中断而进行徒步通信。

7. 医疗救治组

组长：主管临床副院长

副组长：医务部长、护理部主任、急诊科主任、麻醉科主任

常设位置：医务部

电话：_____

职责：

（1）负责对疏散出来的危重患者和在灭火抢救中受伤人员的急救。

（2）按照指挥部设置的临时疏散地点随时接收受伤人员，协同人员疏散组妥善安置疏散

出来的住院患者,确保危重患者治疗不中断。

(3)接受指挥部命令向火场派出急救组实施现场急救。

(4)负责安定、整顿救火期间各医疗单位秩序,防止出现混乱。

(5)抢救人员应配备防毒面具。

二、火灾报告程序

当某部门(部位)发现火情时,现场工作人员应立即向保卫科报告。保卫科接到火情报告后,应立即派人到现场查看,根据火情组织现场扑救,同时应将火情向院领导、医院总值班报告,决定向119报告并请求支援。

指挥部接到火灾报告后,立即启动火灾扑救应急预案,并将火灾区情况向上级机关和主管部门报告。同时,指挥部应利用火灾自动报警广播系统和无线对讲机不断广播"哪些人需要紧急疏散,各行动组如何采取措施",指挥调动各部门的人员。

三、消防指挥程序

灭火工作总的原则是:立即报告第一,迅速灭火第一,安全救人第一。

扑救火灾分三个阶段组织实施:各单位小规模自救阶段、全院组织扑救阶段和公安消防部门组织扑救阶段。

1.各单位小规模自救阶段

适用于火灾初起。本阶段工作要点是:及时报警,立即自救,力争早期灭火。

(1)各科室、班组内发生火灾,应立即利用电话或火灾报警闭路电话上报保卫科监控中心、保卫科和医院总值班,或者呼救。与此同时单位负责人或值班人员应就近利用灭火器、墙壁消火栓或其他消防用品进行及时扑救。若为电器、煤气等危险设施失火,要立即切断供路,力争在火源未扩大之前予以扑灭,立即关闭防火门或防火卷帘门。对一时不能扑灭的火情要竭尽全力控制火势蔓延,为后续大规模扑救争取时间。

(2)根据火情,及时组织无关人员撤离火场。

(3)保卫科监控中心接收到火灾报警报告后,立即派人到失火现场调查、实施现场指挥。

2.全院组织扑救阶段

适用于火灾形成一定范围的危害,小规模自救灭火无效时。本阶段的工作要点是:全体动员、各司其职,一切为救火服务,力争灭火,或控制火势蔓延,为公安消防扑救工作做好准备。

(1)保卫科、总值班室接到发生火灾的报告后要立即做好以下工作:

①迅速派人到火场调查,侦察火情位置、面积、危害程度及初期扑救效果,及时向指挥部汇报。

②负责临时现场指挥,同时通知指挥部领导立即赶到现场组织指挥。

③调动火灾扑救组,通知保安应急小分队携带灭火器材、破拆工具、绳索等,组成灭火突击队参加扑救。

④调动人员疏散组,组织无关人员疏散,并适时关闭防火门。

⑤调动秩序维护组,设立初期安全隔离区,保障大规模灭火工作顺利展开。

⑥经指挥部授权，向全院发布消防命令。通过保卫科消防监控中心报警系统向全院广播："全院职工请注意，院内××位置发生火灾，××单位人员迅速撤离；保卫部门封锁××通道。请全院其他单位人员坚守岗位，听候指挥部命令。"反复广播多次。

没有广播设施的部位，由通信联络组负责用电话通知。

⑦根据指挥部授意，向上级消防部门报火警119。

（2）火灾现场设临时指挥部，由主管负责本部门的副总指挥承担现场指挥，并应根据火势的大小、蔓延的方向和速度、人员疏散的快慢、消防力量的强弱、道路的畅通和消防设备的毁坏程度等实际情况做出指挥决策：

①决定人员疏散的范围及地点。

②决定救火现场投入的消防力量。

③决定火场隔离区控制区域。

④决定保健院全体总动员的程度。

⑤决定向上级消防部门报警119，请求支援。

夜间或休息日发生火灾，救火指挥由值班领导和医院总值班同保卫科、后勤保障部、院办公室、医务部、护理部等值班人员组成临时指挥部，行使指挥权。同时向其他院领导汇报。

（3）各行动组组长、副组长听到火险通知后，应立即赶到火灾现场指挥部报到，并按预定方案分工进行，组织实施。组长不在时，副组长负责。

（4）各单位负责人听到火险通知后，应立即组织本部门的义务消防队员带上灭火器，以最快的速度赶到现场，火灾扑救组接受任务，迅速参战；同时组织本单位人员坚守岗位，听从指挥部命令，避免秩序混乱。

3. 消防部门组织扑救阶段

适用于火势凶猛，面积较大，院内组织自救无效时。指挥部要果断及时向上级消防部门报警119，请求支援。指挥部应同时做好以下工作：

（1）命令道路开通组派人打开火场附近的院区大门，开通院区行驶道路，并负责给消防车和消防员带路，使其迅速投入"战斗"。

（2）命令动力保障组派人打开火场附近的楼外地下消火栓井盖和楼内墙壁消火栓，负责给消防队员带路，协助迅速接通水源。

（3）命令其他人员继续坚持扑救，控制火势，延缓火势蔓延。

（4）消防队到达后，重新成立总指挥部。总指挥由公安消防现场指挥担任，院内总指挥为组员，应主动向总指挥部汇报火灾发生部位、燃烧物燃烧程度及扑救过程，介绍救火线路；听从指挥，做好配合，齐心协力扑灭火灾。

四、消防指挥部指令要求

（1）各单位消防器材要放在指定位置，各科室负责人要熟悉配备的消防设备和器材的性能、使用方法、存放位置，并保持良好的战备状态。

（2）发生火灾时应及时报警，同时迅速灭火自救。

（3）各级指挥员应熟记应急预案的组织机构、指挥程序和各自的任务分工。

（4）各行动组应熟悉本组的行动计划。

（5）各科室负责人应认真落实本部门的防火安全职责、制定本部门的应急方案，义务消防队员和防火安全监督员，应掌握灭火、疏散、逃生常识。

（6）全体职工要服从命令听从指挥。做到有组织、有纪律，令行禁止，有条不紊，主动配合，齐心协力，扑灭火灾。

（7）一旦院内发生火灾，义务消防队员应立即赶到现场，积极扑救。

五、消防监督与处罚

消防工作是保健院安全管理的重要内容，保卫科行使保健院消防安全管理的主要责任，有权对保健院各部门的防火工作进行监督、检查和违章违规处理。在发生火灾、火情过程中，对出现下列情况之一者给予相应的处罚，情节严重者将依法追究刑事责任。

（1）发现火灾、火情不报、谎报、漏报、迟报者；执行扑救任务的人员擅离职守、拒不执行命令者。

（2）火灾火情单位（部门）自救措施不力，违规违章造成消防设施设备不能使用者，或有阻碍扑救工作的其他行为者。

（3）火灾火情扑灭后，有意破坏现场，不配合或不如实提供火灾事故情况者，妨碍公安消防机关调查者。

六、火灾扑救指挥机构示意图

发生火灾扑救应急处理流程如图 5 - 1 所示：

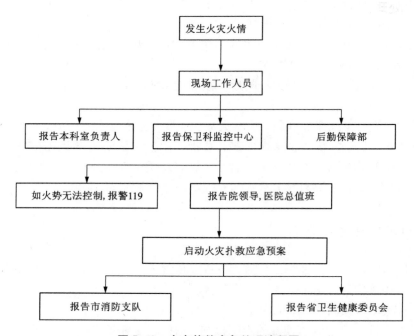

图 5 - 1　火灾扑救应急处理流程图

2.重大盗窃应急预案

一、处置步骤与程序

（1）巡逻保安人员巡逻时发现有人在院内实施盗窃或破坏行为，应马上用对讲机向警务室值班人员汇报，并通知监控室协助监视；同时保持冷静，监视现场，记住犯罪嫌疑人的面貌、体型、服饰和特征，防止犯罪嫌疑人逃逸，并注意自身安全。

（2）警务室值班人员接到汇报后，视情况尽快派适当数量的保安人员赶赴现场，尽可能制止一切盗窃和破坏行为，在力所能及的情况下堵截捉拿犯罪嫌疑人，同时向警方报警。

（3）保安人员在事件中捕获犯罪嫌疑人，应在询问、记录后移交警方处理，并根据警方要求提供情况和证据，严禁实行拷打、审讯和扣押，并应劝阻失主打骂犯罪嫌疑人。

（4）若犯罪嫌疑人在警方到来前已逃离现场，保安人员应注意保护现场，阻止任何人员进入或接近现场，并不得触碰现场任何物品和门窗，等候警方前来处理。

（5）如在作案现场发现有人受伤，应在保护好现场的基础上，通知医务人员前来救护。

（6）在抓捕犯罪嫌疑人的过程中，若有需要可临时关闭所有出入口，停止人员出入，配合防止犯罪嫌疑人乘机逃逸。

（7）警方人员到达后，保安人员应清楚记下警官官衔、编号及报案编号，并积极提供线索，配合警方人员办案。

二、应急处理流程

发生重大盗窃应急处理流程如图5－2所示：

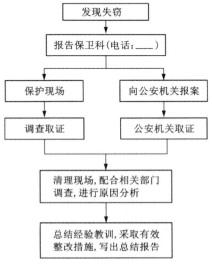

图5－2　发生重大盗窃应急处理流程图

3. 停水应急预案

一、适用范围

医院整体停水或医院内部局部区域停水。

二、组织机构

成立突发性停水应急工作领导小组,做到分级负责,信息畅通,处置准确。

组长:主管后勤副院长

职责:负责协调、指挥突发停水后的应急工作

副组长:后勤保障部主任

职责:负责启动应急预案,落实突发停水后保证保健院正常运行的各项工作

组员:后勤保障部副主任、制氧班班长、锅炉班班长、司机班班长、水电班班长、水电维修外包公司主管

职责:负责及时与相关单位联系,满足即时需要。负责利用应急设备,做好停水后的后勤服务工作。与自来水公司等有关部门建立沟通联络机制,掌握停水信息。负责配合组长联络消防支队,应对出现突发停水时间较长时需要调运运水车进行支援的工作。负责及时抢修损坏的供水设备。负责联络商家,保证停水时间较长时及时供应瓶装饮用水。

三、应急措施

(1)接到自来水公司停水通知后,立即进行储水准备。

后勤保障部及时在 OA 系统及医院主要出入口发布停水通知;同时,水电班工程人员应做好停水前的应变工作,检查防停水设备和蓄水箱等是否处于备用状态。

(2)在没有接到任何通知、突然发生停水的情况下,水电工程人员应立即确认是内部故障停水还是外部停水。若系内部故障停水,应立即派人查找原因采取抢修措施,排除故障,防止故障扩大;在突发性停水应急工作领导小组的指挥与协调下进行安全有序的紧急抢修,尽快修复故障恢复供水。若系外部停水,一方面要发布通知,请大家立即关好水龙头,防止来水后造成跑水事故,以及防止突然来水引发事故;另一方面致电自来水公司查询停水情况,了解何时恢复供水,并将了解的情况通知后勤保障部和院办公室,在办公网上发布信息,接受咨询。要求自来水公司尽快恢复日常供水工作,且在恢复前提前给予通知。

(3)发生停水状况后后勤保障部、水电维修外包公司,应详细记录停水事故始末时间、发生原因、应对措施以及造成的损失。

(4)供水事故发生时的应急要点:

①发现水管爆裂后,应立即向有关部门报告水管爆裂的准确地点,同时由抢修人员关闭

爆管回路的供水总阀门(如果需关闭各栋大楼层进水主阀,需通知各科室,手术室、制氧中心、锅炉房、空调机房、直饮水机房等部门)。

②平时遇到突然停水时不要惊慌,后勤部门在短时间内要向大家说明停水原因,并及时解决。

③来水后,需打开水龙头适当放水,待管道内的残水及杂质冲放干净后再使用。

④如果已知或已发生停水时间较长(180分钟左右)的情况,保健院储备水将停止供应前,通知运水车支援,使用运水车应急供水。优先保障院内相关重点科室(手术室、消毒供应中心、制氧中心、空调房等)和部门(食堂、锅炉房)的供水。

四、应急处理流程

发生停水应急处理流程如图5-3所示:

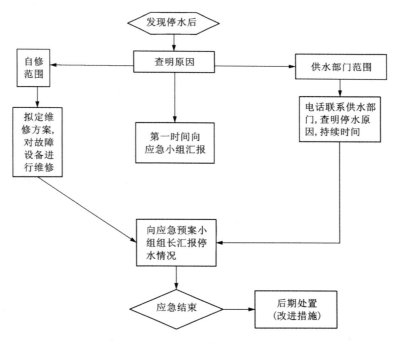

图5-3 停水应急处理流程图

4. 泛水应急预案

为确保泛水事件发生以后，能迅速有效地开展救援工作，减少事故造成的人员伤亡和财产损失，降低对保健院运行造成的不利影响，特编制本预案。

一、适用范围

本预案适用于因各种原因造成院内管道破裂（包括供水、空调、消防、排水等管道），或因自然灾害、公共排水设施故障等外界因素造成的保健院突发泛水事件。泛水事件防御等级：Ⅰ级，暴雨、持续降雨等天气因素造成的排水不畅、公共设施故障造成的保健院外环境大面积泛水；Ⅱ级，院内管道（包括供水、空调、消防、排水等管道）破裂造成的保健院内环境局部泛水。

二、应急处理措施

（1）出现泛水事件时，所在科室的负责人及工作人员应立即拨打水电维修电话（电话：_____），若为科室局部泛水，应先关闭科室供水总阀。

（2）后勤保障部接到泛水报警电话后，应立即对信息进行确认，根据预警等级联系相关部门或系统负责人，并做好记录。

（3）突发情况按程序报告后，相关负责人迅速赶到事发地点，查明泛水原因，启动相应应急预案，组织抢救。

①医院外环境大面积泛水应急处理措施：

a. 立刻上报应急办公室（电话：_____），非上班时间上报医院总值班（电话：_____），说明情况并要求受灾科室立即启动该科室专项应急预案。

b. 在发生暴雨期间，安排人员 24 小时值班，对排水疏水系统和各泵坑的巡视检查，及时疏通排水沟道、管道和泵坑积水，确保系统排水畅通。

c. 对暴雨排放泵、排污泵进行定期试验，及时发现和消除设备缺陷。

d. 若遇特大暴雨而排水不畅时，可在各可能发生倒灌的地方筑临时挡水设施。

②医院内环境区域泛水应急处理措施：

a. 科室负责人或工作人员应先关闭本科室供水总阀，冷热水系统、直饮水系统、中央空调系统及消防系统监管立即赶赴现场。

b. 查明原因，关闭泛水管道阀门，阻断水源蔓延。

c. 帮助有关科室部门，转运安置患者及亲属，抢运各类物资设备，把损失减至最低限度。

d. 清理泛水，设置防滑标志，避免造成环境污染。

e. 抢修恢复管道功能，确认无隐患后恢复供水、排水。

f. 对泛水区域进行清洁和相应消毒处理。

（4）科室根据预警等级，立即启动该科室专项应急预案。

（5）配合相关部门调查事故原因，吸取教训。

（6）及时总结经验教训，采取有效的整改措施，预防再次发生，并写出总结报告。

三、应急处理流程

发生泛水应急处理流程如图 5－4 所示：

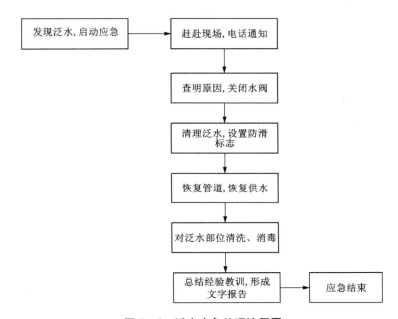

图 5－4　泛水应急处理流程图

5. 停电应急预案

一、适用范围

医院整体供电中断(10 分钟以上)和内部区域性停电(1 小时以上)。

二、组织机构

成立突发性停电情况应急工作领导小组，做到分级负责，信息畅通。

组长：主管后勤保障的副院长

职责：负责协调、指挥突发停电后的应急工作

副组长：院办公室主任、医务部主任、后勤保障部主任、保卫科主任、保健部主任、门诊

办主任。

职责：负责启动应急预案，落实突发停电后保证保健院正常运行的各项工作

组员：后勤保障部副主任、物业公司主管、水电维修中心负责人、制氧班班长、配电间监管、后勤保障工程师、电梯维保人员

职责：负责及时与相关单位联系，满足需要。负责利用应急设备，启用发电机组，并做好停电后的后勤服务工作。了解保健院日常供电情况，经常与电业局等有关部门沟通，掌握停电信息，做到常备不懈。负责配合组长联络供电部门，应对出现突发停电时间较长时租用发电车的工作。负责及时抢修损坏的供电设备。

三、应急措施

(1)若停电由供电局引起，且是单线停电，计划性停电(停电时间 5 ~ 15 分钟)，后勤保障部提前报告主管院领导、应急办、院办公室、医务部、护理部、保健部、门诊办、保卫科，并在 OA 系统上发布通知，同时在微信群进行提示，全院做好停电准备。

由院办公室通知行政职能部门，医务部、保健部、护理部、门诊办通知管辖业务科室，保卫科做好停电期间的秩序维护工作。

配电值班室立即进行倒闸操作，启动另一条外电源输电线路，ICU、麻醉手术科、信息中心有 UPS 电源，新生儿科呼吸机有电池供电，制氧中心有 24 小时储量不间断供氧，照明会受影响，负压机房停运(需要相关科室做好准备)。

(2)在接到双电源停电通知的情况下，配电班应立即上报后勤保障部，后勤保障部应将停电线路、区域、时间、电梯使用及安全防范要求等情况向主管院领导报告，通知应急办、院办公室、医务部、保卫科配合(特别告知设备科准备瓶装氧提供给新生儿科、手术室等重点科室)，在医院办公网上发布通知；同时，配电班和水电班应做好停电前的应变工作。特别是关注发电机的油料储备工作，保证至少有 48 小时的发电油料供应。

(3)在没有接到任何通知、突然发生双电源停电的情况下，后勤保障部配电班应立即确认是内部故障停电还是外部停电。若系内部故障停电，应立即派人查找原因，采取措施，排除故障，防止故障扩大，尽快恢复供电；若系外部停电，一方面要防止突然来电引发事故；另一方面致电供电局查询停电情况，了解何时恢复供电，并将了解的情况上报主管院领导、应急办、院办公室、医务部、护理部、保健部、门诊办、保卫科。尽快发布公告，随时接受咨询。

(4)后勤保障部立即同水电维修外包公司、物业公司和电梯值班室派人分头前往各楼层检查电力及电梯运行情况，发现停电状态下电梯内有人时立即按照《电梯突发事件应急预案》施救。

(5)无论何种情况停电时间在 30 分钟内，立即启动大功率发电机，为 ICU、新生儿科、产房、手术室、制氧中心、急诊科、信息中心机房、门急诊收费、药房等重点科室供电。发电机组功率为 1600 kW，不能满足所有科室同时供电的需要，根据医院管理的侧重点不同，发电机组的送电根据以下序列进行：

第一序列：新生儿科、手术室、ICU、产房、电梯、制氧中心

第二序列：检验科、供应室、输血科、信息中心、急诊科

(6)内部供电设备出现故障后，后勤保障部需立即组织抢修，以配电班长为核心，水电

维修外包公司、物业公司及电梯值班室全部人员参与,除值班人员现场处置外,其他人员随时听候调遣,以最快的速度抢修损坏设备,恢复供电。后勤保障部主任、副主任须在现场指挥与协调,并将相关信息及时通报给主管院领导和院长。

(7)安排保卫科保安到住院大楼各主要出入口、电梯口维持秩序,加强安全保护措施。

(8)派人值守后勤办公室、院办公室或医院总值班室,耐心接待各科室询问,做好解释和疏导工作,防止与来院看病患者或住院患者发生冲突。

四、突发断电且发电机同时发生故障的应急处理

若是大功率发电机发生故障,且短时间内(30分钟)无法修复,则按照事先与电业局签订的协议,紧急租赁电业局大型发电车,开至医院配电房外连线供电。

五、应急联系电话

应急联系电话如表5-1所示:

表5-1 停电应急联系电话表

应急指挥部职务	职务	姓名	联系电话
组长	主管后勤保障的副院长		
副组长	院办公室主任		
副组长	医务部主任		
副组长	后勤保障部主任		
副组长	保卫科主任		
副组长	保健部主任		
副组长	门诊办主任		
组员	后勤保障部副主任		
组员	后勤保障工程师		
组员	制氧班班长		
组员	电梯维保人员		
组员	物业公司主管		
组员	配电间监管		
组员	水电维修中心负责人		

后勤总调度(电话:_____)。

六、应急预案结束

无论采取何种措施，恢复供电即宣告突发停电应急预案结束。

七、应急处理流程

发生停电应急处理流程如图 5-5 所示：

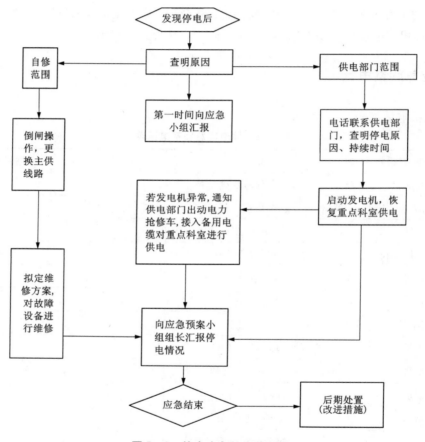

图 5-5　停电应急处理流程图

6. 制氧中心突发事件应急预案

为确保医院患者用氧需要和重症患者抢救急需，防止因供氧系统故障或天气、自然灾害等突发原因造成氧气供应中断而影响医疗救治工作，特制定本预案。医用氧气属药品，供氧设备（氧气瓶）属医疗器械，依据《中华人民共和国药品管理法》《中华人民共和国药典》《医疗器械监督管理条例》和《突发公共卫生事件应急条例》，参照相关规定，并结合医院的实际情况制定。

（1）成立由分管副院长担任组长，相关职能部门负责人等为组员的应急工作领导小组。职责：监督工作制度落实，检查保健院供氧安全工作，防止供氧事故的发生；对发生供氧事故的现场进行组织协调，安排救助事故受伤人员和故障的抢修工作；组织对医院重症患者的急救；负责向上级行政主管部门报告。

（2）发生一般的用氧故障，立即电话报告中心供氧负责人，按照故障情况配合协助修复，当维修人员不能自行排除故障时，要立即上报，及时联系供氧设备安装公司（售后服务联系人）提供技术支持或来医院抢修。

（3）中心供氧发生火灾、地震、爆炸、氧气管道爆裂、氧气供应中断等突发事件（故障）时，及时报告院领导或医院应急工作领导小组，启动应急预案，而后根据报告事件发生的时间、地点、涉及范围、损害程度、人员伤亡、危重患者人数等具体情况部署医疗救援、抢修等相关应急工作。视事故情况关闭供气阀门、氧气瓶开关、切断电源、使用灭火器具等，将损失降到最低。

（4）医务部、保健部、护理部、药学部、设备科、后勤保障部、保卫科等科室在医院应急工作领导小组和分管院领导的统一指挥与协调下，召集相关人员积极投入医疗救治、现场处置、应急物资供应、通信联络、故障抢修、后勤保障与技术支援等各项应急救援工作。

（5）临床科室应配备一定数量的瓶装氧气与配套的供氧相关器械装置，如压力表、湿化瓶、连接管等，备有一套安装扳手，以便中心供氧出现故障时可供应急用。

（6）及时总结经验教训，认真分析突发事件（故障）的原因，修订防范规章和应急预案，加强安全教育与管理，严格落实应急保障措施，避免类似事故或故障再次发生。

（7）应急处理流程（图5-6）：

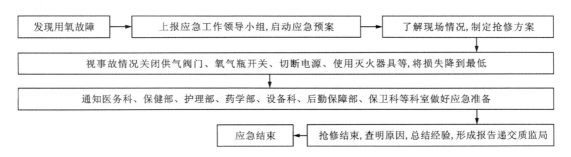

图5-6 制氧中心突发事件应急处理流程图

7. 电梯突发事件应急预案

一、本预案的适用范围

本预案所称电梯突发事件，是指在电梯安装现场和已投入使用且有合格资质公司进行维修保养的电梯突然发生的，造成或可能造成人身安全和财产损失的安全事故，事故类别包括以下几种：

（1）电梯轿厢困人。

（2）轿厢坠落或剪切等原因造成的人身伤亡事故。

（3）轿厢内触电等原因造成的人身伤亡事故。

（4）其他安全事故，如电梯地面湿滑至跌倒，电梯内有锐利物导致划伤，电梯内进入有毒气体伤人等。

安全事故的具体标准，按国家或行业、地方的有关规定执行。

二、应急救援组织机构

（1）成立电梯安全事故应急救援组。组长由主管后勤副院长担任；副指挥长由院办公室主任、医务部主任、后勤保障部主任、物资供应部主任、护理部主任、保卫科主任担任。

（2）组员即现场救援队，由电梯维保公司工程师、物业公司主管及电梯运行管理人员、后勤相关班组组员组成。队长由分管电梯的后勤保障部副主任担任，负责组织现场具体抢险救援工作；在组长到达现场之前，负责指挥现场抢险救援工作。

三、应急救援组织的职责

1. 应急小组职责

（1）组织有关部门按照应急救援预案迅速开展抢救工作，防止事故进一步扩大，力争把事故损失降到最低程度。

（2）根据事故发生状态，统一布置应急救援预案的实施工作，并对应急处理工作中发生的争议采取紧急处理措施。

（3）根据预案实施过程中发生的变化和问题，及时对预案进行修改和完善。

（4）紧急调用各类物资、人员、设备。

（5）当事故有危及周边科室和人员的险情时，组织实施人员疏散工作。

（6）配合上级有关部门进行事故调查处理工作。

（7）做好事故现场稳定秩序和伤亡人员的善后及亲属安抚工作。

2. 现场组长的主要职责

（1）负责召集各参与抢险救援部门的现场负责人，研究现场救援方案，制定具体救援措施，明确各部门的职责分工。

（2）负责统一指挥现场应急救援工作。

3.副组长的职责

负责组织实施具体抢险救援措施工作，以先救人为第一原则。

4.现场救援队的职责

（1）抢救现场患者；采取一切措施防止伤害扩大和二次伤害发生。

（2）抢救现场财产与物资；并保护现场有关证据不被破坏。

（3）保证现场救援通道的畅通。

四、事故报告、现场保护和被困人员须知

（1）医院的后勤保障部是事故报告的指定机构（电话：_____）。后勤保障部接到电梯事故报告后及时向应急组长汇报，组长在完成现场紧急处置安排后，根据有关法规及时、如实地向卫生行政部门、安全生产监督管理部门、市质量技术监督局或其他有关部门报告。

（2）各级各部门人员严格保护事故现场。

（3）被困人员须知：

①无论何种情况被困于电梯轿厢内，不要惊慌，保持冷静。

②一旦被困于电梯轿厢内，马上利用轿箱内张贴的固定电话和号码提示拨打求救电话或联系后勤（电话：_____）报修救援。电话有人接听后，讲清楚电梯所在建筑物位置，从何层开始向何方向运行？运行多久后停止？电梯内按键板上的电子数码屏显示什么内容？轿厢内是否有人受伤？如果固定电话有故障，则利用手机拨打求救电话。

③拨打求救电话后，在电梯内耐心等待救援。千万不可自行从轿厢内用手或工具搬动已闭合的轿厢门。不要用手拍或脚踢电梯轿厢内任何一面。也不要在按键板上再去按任何按键。

④如果发现电梯轿厢有晃动，或快速下坠，则立即下蹲，双手环抱大腿。尽量互相依靠，或在轿厢角落，让身体有所依靠。

⑤每隔5分钟，与外界通话1次，掌握救援进展情况。敦促救援人员尽快完成施救。

五、应急处理

1.接到事故报告后的5分钟内必须完成的工作

（1）立即报告保健院主要领导，同时立即启动本应急救援预案，按照各自的职责和工作程序执行本预案。当组长不在时，由副组长负责组织指挥应急抢险救援工作。

（2）应急小组根据事故或险情情况，立即向事故发生地组织调集应急抢救人员、担架、车辆、设备。组织抢救力量，迅速赶赴现场。同时协调配电、电梯维保公司等相关人员，采取必要果断措施处置险情。

2.应急处理措施

（1）立即根据现场实际发生事故情况，制定抢救方案，迅速投入开展抢救行动。

（2）当电梯出现故障或停电，需要把困在轿厢内的人员救出时，接到求救电话的人员立即电话通知电梯班值班人员，并且呼叫当班维修电工，同时保安人员赶到现场协同疏导围观与被困人员，确保由经过专业训练的持有电梯维修证的维修人员按下述方法实施救援。

①把电梯主电源切断，防止电梯意外的启动，但必须保留轿厢内和井道内的照明。

②弄清电梯轿厢在井道中的位置。

③当电梯停在距某层门口平层位置±60 cm 范围内时，维修人员可以在该层层门外用专门的钥匙打开层门，并用手拉开轿厢门，协助被困人员撤离轿厢。

④当电梯停在非上述的位置时，则必须用移动轿厢就近平层的方法救人。步骤如下：

a. 通知被困乘客轿厢将会移动以便施救，要求他们静待轿厢内，不要乱动（此步工作如电梯有对讲电话时须充分利用）。此时轿门应该保持关闭，如轿门已被拉开，则要求乘客把轿门手动关上。

b. 拽引电动机轴尾装上盘车装置。

c. 两人把持盘车装置，防止轿厢在机械松开抑闸时意外过快地移动，然后另一个人采用机械方法松开抱闸。注意：仅当轿厢移动时，才可松开抱闸，否则马上撤销松开抱闸的动作。

d. 按正确方向使轿厢连续、缓慢地移动到就近的层门口平层位置±150 mm 范围内。当电梯未超出顶层或底层的平层位置时，可向较省力的方向移动电梯。而当电梯超出顶层（或底层）平层时，则应向底层（或顶层）方向移动电梯。

e. 使抱闸恢复正常，然后在平层的那层层门外用钥匙打开层门，拉开轿门，协助被困人员撤出轿厢。

f. 当按上述方法和步骤操作时发现异常情况，应立即停止救援，并及时通知医院电梯维修保养技术人员进行处理。

（3）当电梯出现由于电机或钢缆故障致轿厢坠落，造成可能有人身伤亡事故时，立即通知电梯管理人员，并且紧急呼叫当班维修工、电工等，同时保安人员赶到现场协同疏导被困人员与围观人员。应急小组与急诊科联系，请求出动担架、车辆与医务人员，并做好急救准备，确保患者得到及时医治。

必须由经过专业训练的，持有电梯维修证的维修人员按下述方法实施救援：

①把电梯主电源切断，防止电梯意外的启动，但必须保留轿厢内和井道内的照明。

②弄清电梯轿厢在井道中的位置。

③选择井道内作业和轿顶作业，必要时通知消防部门采用液压剪等专用设备作业，尽快打开轿厢门，转移受伤人员出轿厢。

④现场医务人员首先对伤者进行输氧、包扎等紧急施救后迅速送往急诊科行进一步救治。

⑤轿厢内未受伤人员由现场指挥员和保安人员进行安抚与疏导，问清在事故发生前后的所见所闻，在问询记录上签字，留下通信方式后可离开。

（4）事故现场救助行动中，安排人员同时做好事故调查取证工作，以利于事故处理，防止证据遗失。

（5）在救助行动中，救助人员应严格执行安全操作规程，配齐安全设施和防护工具，加强自我保护，避免二次伤害发生。

六、救援器材、设备、车辆等落实

医院有针对性、有选择地配备应急救援器材、设备,经常性维护、保养。除应急救援器材、设备外,保健院的所有机械设备、急救设施统一纳入应急救援工作之中。

七、应急救援预案终止和终止后工作恢复

对事故现场经过应急救援预案实施后,引起事故的危险源得到有效控制、消除;所有现场人员均得到清点;不存在其他影响应急救援预案终止的因素;应急救援行动已完全转化为社会公共救援;应急组长认为事故的发展状态必须终止的;应急组长下达应急终止令。

应急救援预案实施终止后,应采取有效措施防止事故扩大,保护事故现场和取证,经专业技术人员和有关部门认可后方可恢复电梯运行。

八、应急处理流程

电梯突发事件应急处理流程如图5 – 7所示:

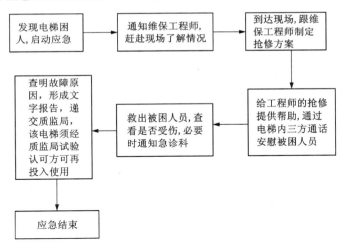

图5 – 7　电梯突发事件应急处理流程图

8. 急救、生命支持类仪器装备应急预案

(1)医院使用的所有急救、生命类仪器设备分为以下几类:

①吸氧设备。

②电动吸引器。

③除颤仪。

④呼吸机、简易呼吸器。

⑤监护仪。

⑥插线板。

⑦注射泵、输液泵。

⑧心电图机。

（2）急救、生命支持系统仪器装备实行专管共用，由使用科室专人负责保管，全院调配使用。

（3）仪修室对急救、生命支持系统仪器装备定期检查性能，定期维修、保养，保证设备完好率达到100%。

（4）仪修室同生产厂家对使用部门操作人员进行设备的操作培训，保证所有的操作人员能熟练操作设备。

（5）所有类型的急救、生命支持系统仪器装备都有备用机器，由仪修室统一管理。仪修室实行24小时值班制度，保证部门人员都能熟练安装、调试及操作所有类型的急救、生命支持系统仪器装备，保证能随时提供临床支持。

9.急救、生命支持类设备发生故障紧急替代流程

急救、生命支持类设备发生故障紧急替代的处理流程如图5-8所示：

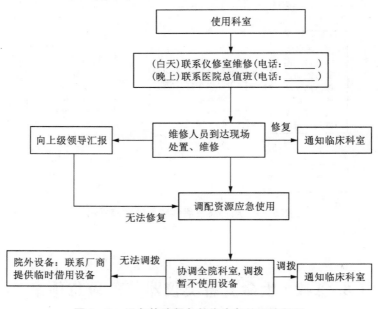

图5-8　设备故障紧急替代应急处理流程图

备注：

（1）监护仪和输液泵直接调用备用机。

（2）呼吸机和除颤监护仪有专门台账，出现故障时采用就近调配原则。